Peter Mayr
Dr. med. Harald Stossier

# Die Candida-Diät

Wie Sie Belastungen durch Pilze
erkennen, behandeln und vorbeugen

Unter Mitarbeit von
Dr. med. Robert Schmidthofer

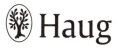

Die Deutsche Bibliothek – CIP-Einheitsaufnahme

Ein Titeldatensatz für diese Publikation ist bei Der Deutschen Bibliothek erhältlich.

© 1996, 2001 Karl F. Haug Verlag in MVH Medizinverlage GmbH & Co. KG, Fritz-Frey-Straße 21, 69121 Heidelberg

Haug Sachbuch:
Büro Stuttgart, Steiermärker Straße 3–5, 70469 Stuttgart

Das Werk ist urheberrechtlich geschützt. Nachdruck, Übersetzung, Entnahme von Abbildungen, Wiedergabe auf photomechanischem oder ähnlichem Wege, Speicherung in DV-Systemen oder auf elektronischen Datenträgern sowie die Bereitstellung der Inhalte im Internet oder anderen Kommunikationsdiensten ist ohne vorherige schriftliche Genehmigung des Verlages auch bei nur auszugsweiser Verwertung strafbar.

Die Ratschläge und Empfehlungen dieses Buches wurden von Autor und Verlag nach bestem Wissen und Gewissen erarbeitet und sorgfältig geprüft. Dennoch kann eine Garantie nicht übernommen werden. Eine Haftung des Autors, des Verlages oder seiner Beauftragten für Personen-, Sach- oder Vermögensschäden ist ausgeschlossen.

Sofern in diesem Buch eingetragene Warenzeichen, Handelsnamen und Gebrauchsnamen verwendet werden, auch wenn diese nicht als solche gekennzeichnet sind, gelten die entsprechenden Schutzbestimmungen.

Lektorat: Dr. Elvira Weißmann-Orzlowski
Fotos Seiten 21, 29, 37, 49, 52, 55: PhotoDisc
Zeichnungen: nuova media
Umschlagfoto: Friedhelm Volk
Umschlaggestaltung: Cyclus • Visuelle Kommunikation, Stuttgart
Satz: IPa, 71665 Vaihingen/Enz
Druck und Verarbeitung: Westermann Druck, Zwickau

ISBN 3-8304-2049-8   1 2 3 4 5

# Inhalt

| | |
|---|---|
| Was bedeutet Pilzinfektion? | 7 |
|     Immunschwächende Faktoren | 8 |
| Pilzerkrankungen – das Chamäleon der Medizin | 10 |
| Pilzerkrankungen nachweisen | 12 |
| Klinische Untersuchungen | 13 |
| Pilznachweis im Labor | 14 |
| Komplementärmedizinische Untersuchungsmöglichkeiten | 16 |
| Die Bedeutung des Verdauungsapparates bei Pilzerkrankungen | 18 |
| Die Pilzbehandlung | 23 |
|     Grundsätzliches | 23 |
|     Stärkung des Immunsystems | 24 |
|     Medikamentöse Behandlung der Pilze | 28 |
|     Entgiftungsmaßnahmen | 33 |
| Individuelle Pilzdiät | 39 |
| Pilzdiät und Therapie nach F.X. MAYR | 41 |
|     Die Prinzipien der Behandlung | 41 |
| Therapieversager | 49 |
| Wie beuge ich einer Pilzinfektion vor? | 53 |
|     Ernährung als aktive Gesundheitsvorsorge | 53 |
|     Allgemeine gesundheitserhaltende Maßnahmen zur Vorbeugung von Pilzerkrankungen | 56 |
| Durchführung Ihrer persönlichen Pilz-Diät | 60 |
| Der 3-Stufen-Plan | 62 |
| Rezepte für die Anti-Pilz-Diät | 65 |
| Vorschläge für den Speiseplan Anti-Pilz-Diät Stufe 1 | 67 |
| Muster-Speiseplan Anti-Pilz-Diät Stufe 1 | 69 |
| Rezepte für die Anti-Pilz-Diät Stufe 1 | 72 |
| Vorschläge für den Speiseplan Anti-Pilz-Diät Stufe 2 | 86 |
| Muster-Speiseplan Anti-Pilz-Diät Stufe 2 | 88 |
| Rezepte für die Anti-Pilz-Diät Stufe 2 | 91 |
| Vorschläge für den Speiseplan Anti-Pilz-Diät Stufe 3 | 123 |
| Muster-Speiseplan Anti-Pilz-Diät Stufe 3 | 125 |
| Rezepte für die Anti-Pilz-Diät Stufe 3 | 128 |
| Erweiterungen der Anti-Pilz-Diät | 149 |
| Rezepte für die Anti-Pilz-Diät Stufe 4 | 150 |
| Besondere Pilzgerichte, die hohe Verdauungsleistung fordern | 155 |
| Literatur | 158 |
| Rezeptregister | 159 |

## Was bedeutet Pilzinfektion?

Wir leben in keiner sterilen Umwelt. Bakterien, Viren, Parasiten, Pilze und vieles mehr sind Teil einer natürlichen Symbiose. Diese Symbiose ist auch für den Menschen von besonderer Bedeutung. Im Verdauungsapparat etwa unterstützen viele verschiedene Bakterien die Verdauungsvorgänge in für uns normalerweise optimaler Form.

Das gesunde Zusammenspiel all dieser Lebewesen – inklusive Mensch – bezeichnen wir als natürlich. Dabei hat jeder seine Aufgaben zu erfüllen, und es wird auch peinlich genau auf Aufgabentrennung geachtet. Allerdings: Nur aus der Sicht des Menschen erfolgt die Beurteilung, ob uns das betreffende Lebewesen hilft oder schadet. In der Natur ist die Betrachtungsweise etwas anders. Das mikroökologische Gleichgewicht wird von „leben und leben lassen" beziehungsweise von „fressen und gefressen werden" bestimmt. Bakterien, Viren, Parasiten und vor allem Pilze stellen hier keine Ausnahme dar. Für Pilze gilt, dass sie in der Natur die Aufgabe haben, „Absterbendes" zu eliminieren. Eine Aufgabe, die uns vor allem im Zusammenhang mit den beim Menschen auftretenden Erscheinungen besonders interessiert.

**Pilze sind Symptom, nicht Ursache von Erkrankungen**

Erkrankungen durch Pilze sind immer Folge von bestimmten „natürlichen Notwendigkeiten" und somit **Symptom** und **nicht Ursache** dieser Erkrankung. Das bedeutet, dass wir immer hinterfragen müssen, wodurch das natürliche Gleichgewicht eines Menschen derart gestört wurde, dass Pilze Krankheitscharakter erlangen konnten. Deshalb interessieren uns die Ursachen, also die Summe der Belastungen, denen dieser Mensch ausgesetzt ist. Pilzerkrankungen stehen immer in unmittelbarem Zusammenhang mit einer Schwäche oder einer Überlastung des Immunsystems. Ein intaktes, im natürlichen Gleichgewicht befindliches Immunsystem wird krank machende Einflüsse abwehren – also auch Pilze. Aufgrund der engen Verknüpfung von Immunsystem und Verdauungsapparat handelt es sich häufig auch um einen Darmpilz (intestinale Mykose).

> **Für jede (Pilz-)Infektion sind zwei Faktoren maßgeblich:**
> 
> - Die Resistenz des Wirtsorganismus
>   = Abwehrlage des Menschen.
> - Die Pathogenität des Keimes
>   = krank machende Eigenschaft des Pilzes.

## Was bedeutet Pilzinfektion?

**Pilzerkrankungen sind Folge gestörten Gleichgewichts**

Bei entsprechend guter Abwehrlage in einem gesunden Milieu finden Keime keine Möglichkeit, ihre krank machende Wirkung zu entfalten. Umgekehrt aber – bei Abwehrschwächen – ist es ein Leichtes für sie, in den Organismus einzudringen und ihn als „Wirt" zu benutzen. Wir stellen heute immer häufiger fest, dass es einerseits zu einer Zunahme von Darmverpilzungen kommt (manifesten Darmmykosen) und andererseits der Gesundheitzustand der Bevölkerung gerade in den letzten Jahren deutlich abgenommen hat. Diese Tendenz hat mehrere zum Teil eng miteinander zusammenhängende Ursachen.

Im Folgenden werden uns deshalb die Faktoren interessieren, die unser Immunsystem schwächen. Denn: In der Vermeidung beziehungsweise in der Beseitigung dieser Schwächen liegt der Schlüssel zur Vorbeugung!

> Der Mensch lebt in einer natürlichen Symbiose mit anderen Lebewesen. Ist das mikroökologische Gleichgewicht gestört, kommt es zum Überwuchern einzelner Spezien. Die Pilzerkrankung ist immer als Symptom dieses Ungleichgewichtes zu sehen und nicht als Ursache. Ein gesundes Milieu ist deshalb anzustreben.

### Immunschwächende Faktoren

Es gibt eine Anzahl immunschwächender Faktoren, die das Auftreten einer Pilzerkrankung begünstigen. Dazu gehören:

- schlechte Ernährung, da sie letztlich den Darm vergiftet,
- funktionelle Mineral-, Vitamin- und / oder Spurenelementedefizite,
- Schwermetallbelastungen durch Amalgam, Blei oder Cadmium,
- Umweltnoxen, Umwelttoxine (wie Pestizide),
- Disstress,
- emotionale Belastung,
- medikamentöse Therapie durch Antibiotika, Cortison und Hormone.

Bisher achtet man in der Intensivmedizin nur bei offensichtlich immungeschwächten Personen auf Pilzinfektionen. Doch auch bei chronischen Erkrankungen wie Alterszucker, Krebs oder schweren Infekten können zusätzliche Pilzerkrankungen den Heilungsverlauf verzögern oder gar behindern. Andererseits werden der Haut- oder der Vaginalpilz lediglich als lokale Erkrankung gesehen und entsprechend behandelt. Dabei wird deren Bedeutung für das Immunsystem unterschätzt.

> Die Anfälligkeit für Pilzinfektionen hat aufgrund der zunehmenden Überlastung des Immunsystems allgemein zugenommen. Sie darf keinesfalls verharmlost werden!

Besonders in der Naturheilkunde und in der Alternativmedizin werden Pilzbelastungen sehr ernst genommen und entsprechend behandelt. Wir wissen auch, dass sich von der Symptomatik, vom Erscheinungsbild her, Pilze wie ein „Chamäleon" verhalten. Mannigfaltigste, zum Teil sehr unterschiedliche und eher entgegengesetzte Symptome verschleiern oft das Bild und leiten uns auf falsche Wege. Für den behandelnden Arzt ist es daher wichtig, verschiedenartige, äußerst individuelle Symptome zu erkennen, richtig einzuordnen und diese nicht zu verharmlosen. Bedenken wir aber die vorhin erwähnten immunschwächenden Faktoren, und wie sehr jeder Einzelne von uns diesen ausgesetzt ist, so wird klar, dass ein wesentlich höheres Krankheitspotential vorliegt als allgemein angenommen.

**Pilzerkrankungen zeigen individuelle Symptome**

> Die Abwehrlage des Menschen ist für das Auftreten von Pilzerkrankungen entscheidend. Immunschwächende Faktoren sind zu vermeiden beziehungsweise zu behandeln. Pilzerkrankungen sind Folge unseres Lebensstiles.

Durch die rapide Zunahme der Summe dieser Belastungen in den letzten Jahren sind auch die zunehmenden Pilzerkrankungen erklärbar. Sie sind keine Modeerkrankung, sondern die logische Folge unseres modernen Lebens.

# Pilzerkrankungen – das Chamäleon der Medizin

Die Vielfältigkeit, mit der Pilze unseren Organismus schädigen können, erklärt auch die Vielfalt ihrer Symptomatik. Deshalb werden Pilzerkrankungen auch als das Chamäleon der Medizin bezeichnet. Sie können bei jedem von uns ein individuell verändertes Beschwerdebild hervorrufen. Um die Symptome besser verstehen zu können ist es hilfreich, die Pilze etwas genauer zu betrachten.

**Zuckerentzug reduziert den Stoffwechsel der Pilze**

Pilze sind äußerst anpassungsfähig, ernähren sich von Zucker (kurzkettige Kohlenhydrate) und reagieren auf das Nährstoffangebot in der Umgebung: Bei Notwendigkeit, das heißt bei Zuckerentzug, reduzieren sie ihren Stoffwechsel auf ein Minimum, um sich bei erneutem Vorhandensein von Zucker explosionsartig zu vermehren. So können sie lange Zeiträume überleben – vollkommen inaktiv. Der Wirtsorganismus Mensch bleibt in dieser Zeit symptomlos.

Pilze sind eine sehr heterogene Familie. Candida albicans ist bei uns weit verbreitet, aber nur eine von circa 60 verschiedenen Typen. Davon haben einzelne die Fähigkeit, sich durch Enzyme in der Darmschleimhaut festzusetzen. So können sie sich den verschiedensten therapeutischen Maßnahmen entziehen. Die Bestimmung dieser Enzymaktivität hat sowohl diagnostische als auch therapeutische Bedeutung.

Eine weitere Möglichkeit zur Nährstoffgewinnung wird dadurch geschaffen, dass Ausläufer von Pilzen sich in den Saftspalten zwischen den Zellen festsetzen und dadurch die Integrität der Darmschleimhaut stören. Dieser Mechanismus ermöglicht der Candida auch bei fehlendem Zuckerangebot im Darm diesen aus dem Blutsystem zu holen. Ein „Aushungern" der Candida ist daher nicht wirklich möglich.

Manchmal können auch vollkommen harmlose Spezies in Abhängigkeit von der Umgebung krank machend werden. So kann einfache Bäckerhefe beispielsweise im Genitalbereich zu Erkrankungen führen. Auch hier sind Milieufaktoren dafür verantwortlich, dass es zu einer völligen Änderung des Erscheinungsbildes kommt. In solchen Fällen ist es wichtig, die Verträglichkeit von einfacher Bäckerhefe, von allen hefehaltigen Produkten, aber auch von Arzneien zu kontrollieren, die auf Hefebasis hergestellt sind wie beispielsweise Selen.

> Manche Pilzarten können sogar das Immunsystem umgehen. Eine bösartige Spezies von Candida albicans entwickelt nun die Fähigkeit, sich sogar innerhalb von Zellen zu vermehren, die immunkompetent sind. Sie kann diese sogar zerstören. In diesem Zusammenhang spricht man von „Virulenzfaktoren". Die Erforschung dieser Virulenzfaktoren ist Aufgabe für die Zukunft.

Alle Pilze sind Giftstoffbildner. Sie bilden die Giftstoffe (Mykotoxine) zum eigenen Schutz gegen ihre natürlichen Feinde. Selbstverständlich richten sich diese Stoffe auch gegen die menschlichen Abwehrstrategien. Aber auch überall dort, wo in der Natur Pilze vorkommen, lassen sich beim „Wirt" diese Mykotoxine nachweisen. Sie finden sich auch in befallenem Getreide oder in ähnlichen Lebensmitteln und können über diesen Weg in den Körper gelangen. Nachdem sie über Blut und Lymphe in den gesamten Organismus gelangen, können sie letztlich für viele Fernwirkungen einer Pilzerkrankung verantwortlich sein.

Pilze entwickeln auch Überlebensstrategien gegenüber Therapeutika. Innerhalb kurzer Zeit können sie sich an das Vorhandensein dieser Mittel anpassen, die dann unwirksam werden. Daher hat es sich in der Therapie bewährt, die spezifischen Pilzmittel alle sieben bis zehn Tage zu wechseln.

- Betrachten wir all die Möglichkeiten, mit denen Pilze den Organismus beeinträchtigen, wird klar, dass es eine Vielfalt von klinischen Symptomen und Beschwerden geben muss.

Immer kommt auch noch die individuelle Komponente hinzu. Nicht jeder Mensch reagiert gleichermaßen auf ein und dieselbe Noxe. Oft fühlt sich der Betreffende durchaus gesund und wir erfahren erst bei genauem Befragen verschiedene Symptome. Umgekehrt jedoch gilt, dass bei allen chronischen Erkrankungen der Verdacht einer Mitbeteiligung einer Pilzerkrankung vorliegt, die erkannt und behandelt oder aber ausgeschlossen werden muss.

> Pilze sind eine sehr heterogene Familie. Sie sind anpassungsfähig, ernähren sich von Zucker und entwickeln eine Vielzahl von Symptomen durch unterschiedliche Mechanismen der Schädigung. Sie bilden auch Toxine, welche überall im Körper Reaktionen hervorrufen. Daher ist bei allen chronischen Erkrankungen auf eine mögliche Pilzbelastung zu achten.

## Pilzerkrankungen nachweisen

Verschiedene mögliche Beschwerden sind in den Tabellen eins bis fünf zusammengefasst, wobei natürlich nicht alle Beschwerden bei einer Person gleichzeitig auftreten müssen.

■ Bei allen angeführten Symptomen sollte jedoch auf eine Pilzbelastung untersucht werden.

Vor allem die in der Rubrik „Allgemeinsymptome" aufgelisteten Beschwerden verdienen besondere Beachtung. Gerade solche unspezifischen Symptome bestehen häufig über längere Zeiträume und werden vom Betroffenen bereits als „selbstverständlich" angesehen. Diese Allgemeinsymptome sind aber Zeichen der Überflutung des Körpers mit Giftstoffen. Neben Pilzen spielen hier

Tab. 1: Mögliche Symptome einer Pilzerkrankung

| Allgemeinsymptome | Symptome des Magen-Darm-Trakts | Symptome des Urogenitaltrakts |
|---|---|---|
| Müdigkeit<br>Mattigkeit<br>Abgeschlagenheit<br>Konzentrationsschwäche<br>Leistungsabfall<br>Schlafstörungen<br>„grundlose" Schweißausbrüche<br>Vergeßlichkeit<br>Stimmungsschwankungen<br>Schwindelattacken<br>häufig wechselnde Befunde | wechselnde Stühle<br>Verstopfung und/<br>oder Durchfall<br>Blähungen<br>Gasbauch<br>Roemheld-Syndrom<br>Koliken<br>spastische Darmabschnitte<br>Sodbrennen<br>latente Acidose nach Kern<br>chronisch entzündliche<br>Darmerkrankungen,<br>zum Beispiel Colitis,<br>Morbus Crohn<br>Juckreiz an Haut-<br>Schleimhaut-<br>Grenzen (Mund, After)<br>Gingivitis<br>Zahnfleischbluten<br>Parodontose<br>Leberbeschwerden | chronischer Ausfluss<br>rezidivierende Adnexitis<br>Prostatitis<br>Blase- und/oder<br>Harnleiter-Entzündungen<br>alle Formen von<br>Regelbeschwerden<br>sexuelle Unlust<br>beziehungsweise Lustverlust<br>Unfruchtbarkeit<br>Potenzverlust<br>hormonelle Dysbalance |

Lebensmittelunverträglichkeiten, Parasiten, Schwermetalle, Umweltgifte und anderes mehr eine Rolle. Daher ist in der Folge eine genaue Unterscheidung der Ursachen wichtig.

Auch ständig wechselnde Beschwerden deuten besonders auf eine Pilzbelastung hin. Dieser – zum Teil schlagartige – Wechsel der Beschwerden betrifft alle Bereiche und erklärt sich durch das explosionsartige Wachstum von Pilzen im Verdauungsapparat. Im Zuge der Erstordination werden die Beschwerden vom Betreffenden berichtet oder vom behandelnden Arzt erfragt.

## Klinische Untersuchungen

Neben den offensichtlich befallenen Körperregionen wie Haut, Mundhöhle, Genitalbereich, die einer Untersuchung leicht zu-

| Übrige Organbefunde | Sonstige wichtige Symptome und Krankheitsbilder |
|---|---|
| Neigung zu Allergie und Unverträglichkeit und damit in Zusammenhang stehende Erkrankungen wie: Asthma bronchiale Neurodermitis chronische ekzematöse Hauterkrankungen Erkrankungen des rheumatischen Formenkreises | Arthritis Arthrosen Gicht Migräne Haar-, Haut-, Nagelprobleme Infektanfälligkeit |

gänglich sind, sollte auch immer der Verdauungsapparat in seiner Gesamtheit untersucht werden. Neben den verschiedenen Darmerkrankungen, die mittels der diagnostischen Kriterien nach F.X. MAYR festgestellt werden können, finden sich häufig spastische und/oder erschlaffte Dünndarmabschnitte beziehungsweise ein Wechsel beider. Ebenfalls charakteristisch ist ein Lymphstau als Zeichen der Mitbeteiligung des Immunsystems. Parallel dazu zeigen sich oft seitliche Zahneindrücke an der Zunge sowie fleckige Beläge (nicht zu verwechseln mit echten Soorbelägen!) als Ausdruck der Leberbeteiligung und Übersäuerung.

## Pilznachweis im Labor

Im Labor lassen sich Pilze aus unterschiedlichen Medien nachweisen.

### Pilzkultur – Stuhlprobe

Häufig wird versucht – entsprechend dem bevorzugten Ort eines Pilzwachstums – durch eine Stuhluntersuchung den Nachweis zu führen. Hierbei sind jedoch einige Besonderheiten zu beachten: Pilze wachsen nicht gleichmäßig im gesamten Verdauungsapparat, sondern vornehmlich im Dünndarm und dort in umschriebenen Arealen – Pilzkolonien oder -nester genannt. Diese Besonderheit ist zu beachten, wenn Stuhlproben untersucht werden.

> **So entnehmen Sie eine Stuhlprobe**
> Aus frischem Stuhl wird von mehreren (ungefähr zehn verschiedenen Stellen) mit dem Probelöffel Stuhl entnommen. Sofern es die Konsistenz zulässt, wird der Stuhl vorher verrührt. Oder es wird durch „Herumstochern" eine Durchmischung erreicht. Der Stuhl wird möglichst rasch an das Labor weitergeleitet. Die Untersuchung wird in gleicher Weise an drei aufeinander folgenden Tagen durchgeführt.

Trotz dieser doch recht aufwendigen Prozedur sind die tatsächlichen Ergebnisse recht bescheiden. Jüngst konnte durch eine Untersuchung gezeigt werden, dass bei optimaler Abnahme und Einsendebedingungen an drei unterschiedliche Labors lediglich ein Nachweis in knapp der Hälfte der Fälle gelingt. Dieses Ergebnis wurde übereinstimmend in drei verschiedenen Labors erzielt.

Für die Interpretation von Stuhlbefunden hat diese Tatsache natürlich Konsequenzen: Ist im Stuhl Candida nachgewiesen, so ist dies für einen Darmpilz beweisend. Gelingt der Nachweis jedoch nicht, so ist das kein Beweis dafür, dass kein Pilzbefall vorliegt. Oft wird dieses Ergebnis falsch interpretiert oder in Unkenntnis der Tatsache als alleiniger Nachweis herangezogen.

### Abstriche

Je nach Beschwerdebild kann die Stuhluntersuchung ergänzt werden durch Abstriche aus dem Mund und Nasenbereich. Stuhluntersuchung und Zungenabstrich gemeinsam erhöhen die Wahrscheinlichkeit eines positiven Befundes. Bei entsprechender Klinik sollte auch ein Vaginalabstrich durchgeführt werden oder das Prostatasekret untersucht werden. Bei rezidivierenden Entzündungen der Augen empfiehlt es sich, die Tränenflüssigkeit zu untersuchen, wo überraschend oft Pilze in der Kultur nachgewiesen werden können.

### Blutuntersuchungen

Weitere Untersuchungen im Hinblick auf Pilze sind die serologischen Untersuchungen. Hierbei wird im Blut die Konzentration von Candida-Antigen sowie Antikörper der Klasse IgG, IgA und IgM gegen Candida bestimmt. Diese Untersuchung gibt Auskunft über die immunologische Reaktion bei Pilzbefall.

### Therapeutische Konsequenzen

Die „Aggressivität" des betreffenden Pilzstammes lässt sich durch biochemische Merkmale feststellen. Diese so genannten Virulenzfaktoren haben auch therapeutische Konsequenzen. So lassen sich jene Enzyme, mit welchen sich die Pilze in der Darmschleimhaut festsetzen, mit Apfelessig hemmen. Dadurch wird deren „Aggressivität" aufgehoben und eine Behandlung erleichtert. Insgesamt muss man feststellen, dass nicht immer durch eine dieser Methoden ein Nachweis oder Ausschluss einer Pilzbelastung gelingt. Daher ergibt sich die Notwendigkeit weiterer Untersuchungsverfahren. Hier bewähren sich Methoden aus der Alternativ- und Komplementärmedizin.

- Apfelessig reduziert die Aggressivität einzelner Pilzarten, indem er ihre Enzyme blockiert.

Pilzerkrankungen nachweisen

## Komplementärmedizinische Untersuchungsmöglichkeiten

Dieser medizinische Bereich bietet viele Möglichkeiten, mit denen eine Pilzbelastung festgestellt werden kann. Allerdings ist hier die Befunderhebung und Interpretation nicht immer mit den „schulmedizinischen Begriffen" übereinstimmend. Viele Methoden können den Arzt in der Diagnose und Therapie unterstützen. Ohne Anspruch auf Vollständigkeit seien genannt

- die Elektroakupunktur nach Voll,
- das Bioresonanzverfahren,
- die Applied Kinesiology.

Letztere hat sich für uns besonders bewährt, weshalb hier die Methode kurz vorgestellt wird.

### Die Applied Kinesiology (AK)

**Mit AK wird eine Pilzbehandlung festgelegt**

Die Applied Kinesiology (im Folgenden AK genannt) wurde vom amerikanischen Chiropraktiker George Goodheart, D.C. begründet. Sie ist primär eine diagnostische Methode, deren zentrale Informationsquelle der so genannte Muskeltest ist. Dabei betrachten wir den Organismus als Messinstrument und den Muskel als Zeiger desselben. Die Muskelreaktion als Diagnostikum ist die Antwort auf definierte Testreize. Die AK ist eine Methode, mit der wir das Reaktions- beziehungsweise Adaptationsvermögen gegenüber definierten „Stressreizen" des Organismus überprüfen. Wir unterscheiden – auch entsprechend dem Stresskonzept nach Selye – drei Muskeltestergebnisse: normoton, schwach und hyperton. Bei der Pilzuntersuchung überprüfen wir mit einem Antigen von Candida albicans die biologische Reaktion des Organismus. Eine Muskelschwäche oder überschießende Stressreaktion wird als Pilzbelastung interpretiert.

Der Vorteil der AK ist nun, dass im nächsten Untersuchungsgang sofort die individuell verträglichen Pilzarzneien getestet werden können. So hat man als Arzt die Gewähr, gut verträgliche Pilzmittel in einem für den Patienten optimalen Therapieschema verabreichen zu können. Im Wissen um die Problematik von begleitenden Lebensmittelunverträglichkeiten werden im Anschluss die wichtigsten Lebensmittel auf Verträglichkeit geprüft. In Übereinstimmung mit vielen naturheilkundlich tätigen Ärzten finden wir, dass Kuhmilchprodukte, Weizen und Hefe am häufigsten nicht vertragen werden.

Entsprechend dem Lebensmitteltest wird die Diät auf die individuellen Gegebenheiten abgestimmt. Zur Unterstützung des Immunsystems werden noch wichtige orthomolekulare Substanzen (Zink, Selen, Vitamin C, Vitamin B und dergleichen) auf ihre individuelle Wirkung überprüft und gegebenenfalls in die Therapie eingebaut.

> Der Vorteil des AK Muskeltests ist, dass der Patient unmittelbar die Veränderung seiner Muskelkraft spürt und somit am eigenen Leib erlebt, was ihm schadet und was ihm gut tut. Dieses eigene Erleben ist wichtig für die Motivation, um die notwendigen therapeutischen Maßnahmen durchzuführen.

Durch den AK-Muskeltest ist außerdem eine optimale Therapiekontrolle möglich. Man erkennt Änderungen in der Reaktion des Organismus und kann durch gezielte therapeutische Maßnahmen optimal darauf reagieren. Es soll nicht unerwähnt bleiben, dass sich die AK deutlich von dem weit verbreiteten „Touch for health" unterscheidet und nicht damit verwechselt werden darf. Für weitere Informationen stehen die entsprechenden Fachgesellschaften zur Verfügung (siehe Seite 168).

### Pulstest nach Coca

Eine Methode, welche unter anderem bei Lebensmittelunverträglichkeiten zur Anwendung kommen kann, ist der so genannte Pulstest nach Coca. Dabei wird vor und nach Genuss eines Lebensmittels der Puls gezählt. Liegt er nach dem Verzehr des Lebensmittels um zehn Schläge pro Minute über dem Ausgangswert, kann dies ein Hinweis für eine Lebensmittelunverträglichkeit sein.
All diese Methoden gehören jedoch in die Hand eines erfahrenen Arztes und sollen nur im Zusammenhang mit Anamnese, Klinik- und Beschwerdebild interpretiert werden. Nur so wird gewährleistet, dass die aufgrund dieser Methoden gewählten Ansätze optimale Behandlungserfolge bringen.

> Durch die Verschiedenartigkeit der durch Pilze ausgelösten Beschwerden erfolgt auch die Diagnose beziehungsweise der Nachweis der Pilzbelastung auf verschiedenen Ebenen und durch verschiedene Methoden. Erst die Zusammenschau aller Möglichkeiten unter Gewichtung der Beschwerden des Betroffenen ermöglicht die Diagnose „Pilzbelastung".

## Die Bedeutung des Verdauungsapparates bei Pilzerkrankungen

Der Verdauungsapparat spielt bei Pilzerkrankungen eine besondere Rolle. Oft hat eine Pilzbelastung hier ihren Ursprung. Mit seiner Oberfläche von circa 400 m² ist er eine riesige Austauschfläche sowohl für die Aufnahme von Stoffen als auch für deren Ausscheidung.

- Gerade die Ausscheidungsfunktion des Verdauungsapparates wird vielfach vergessen oder unterschätzt.

Der Verdauungsapparat beginnt bei den Lippen und endet beim After. Die dazwischenliegenden Schleimhäute haben zwar unterschiedlichen Aufbau, jedoch ähnliche Funktion. Betrachten wir nun die einzelnen Abschnitte etwas genauer.

### Die Mundhöhle

Die Mundhöhle ist die erste Station des Verdauungsapparates. Hier werden die Speisen mit Hilfe der Zähne mechanisch zerkleinert. Infolgedessen kann die chemische Verdauung durch die Verdauungssäfte optimal wirken.

- Wenn die Nahrung nicht ordentlich gekaut wird, wirkt sich dies nachteilig auf alle Verdauungsprozesse aus.

Gutes Kauen setzt gesunde Zähne voraus. Mineralmangel, Karies, Amalgamfüllung und Übersäuerung hingegen begünstigen schon hier das Wachstum von Pilzen. Denn sie nisten sich gerne in unzureichend gereinigten Zahntaschen, in Spalten zwischen den Zähnen oder in den Übergängen vom Amalgam zum Zahn ein. In weiterer Folge besiedeln die Pilze dann die benachbarten Schleimhäute der Nase und der Nasennebenhöhlen. Dorthin können sie über natürliche Verbindungen zur Mundhöhle gelangen. Das wird sich für die späteren therapeutischen Maßnahmen noch als besonders bedeutsam erweisen (siehe Seite 51).

> Gutes Kauen der Speisen ist wichtig, um die Speisen zu zerkleinern und damit die Verdaubarkeit zu erleichtern (siehe Kardinalfehler der Ernährung nach F.X. MAYR, Seite 43).
> Es dient ebenso der Speichelproduktion.

Die Bedeutung des Verdauungsapparates bei Pilzerkrankungen

Der Mundspeichel ist für die Verdauung der Kohlenhydrate, die bereits in der Mundhöhle beginnt, notwendig. Kauen ist ein mechanischer Reiz für die Speicheldrüsen zur Sekretproduktion und Ausschüttung! Speichel ist zudem für den Geschmackssinn von Bedeutung: Die durch die Einspeichelung entstehenden chemischen Reaktionen werden von den Geschmackssensoren wahrgenommen. Diese Prozesse können nur im Mund ablaufen und sind Basis jeden Geschmacksempfindens.

In der Mundhöhle finden wir auch reichlich lymphatisches Gewebe (Mandeln, Seitenstrang). Dieses ist Teil unseres Immunsystems, das bei Pilzerkrankungen eine besondere Rolle spielt.

- Die erste Station der Immunabwehr finden wir in der Mundhöhle.

Mangelnde Abwehr, chronische Entzündung der Mandeln, welche als Störfeld wirken (ebenso wie Narben nach Entfernung derselben), Zahntaschen und vieles andere mehr können eine Pilzbesiedlung in der Mundhöhle begünstigen.

### Die Speiseröhre
Durch die Speiseröhre werden die zerkleinerten Nahrungsmittel von der Mundhöhle zum Magen hin transportiert. Auch sie kann im Rahmen einer Pilzerkrankung Ort einer Pilzbesiedlung werden.

### Der Magen
Der Magen ist erstes Reservoir der Speisen. Hier werden sie mit Magensaft durchmischt und zur weiteren Verdauung portionsweise an den Zwölf-Finger-Darm (Duodenum) abgegeben. Die Verweildauer der Speisen im Magen ist vom Zeitpunkt der Nahrungsaufnahme, aber auch davon, wie gut die Nahrung zuvor gekaut worden ist, abhängig.

- Als Regel gilt: Je besser gekaut, desto kürzer ist die Verweildauer, weil die Durchmischung mit dem Magensaft leichter, rascher und intensiver erfolgen kann.

Der Magen produziert etwa zwei bis drei Liter Magensaft pro Tag. Dieser enthält neben verschiedenen Enzymen wie beispielsweise Pepsinogen, Intrinsic Factor auch Salzsäure. Dadurch ist der Magen ein wichtiges Organ für die Regelung des Säure-Basen-Haushaltes (siehe Seite 45).

Eine weitere Aufgabe der Magensäure ist es, die Verdauung eiweißhaltiger Lebensmittel vorzubereiten. Durch sie werden große Eiweißverbindungen in kleinere zerlegt. Darüber hinaus ist die Magensäure wichtig, um zum Beispiel Bakterien, welche mit den Lebensmitteln aufgenommen werden, zu eliminieren. Viele Bakterien werden durch das saure Milieu des Magens zerstört, sodass sie keine schädlichen Wirkungen entfalten können. Leider trifft dies nur bedingt auf Pilze zu. Diese können sich an das saure Milieu im Magen adaptieren, sodass sie auch im Magen lebensfähig bleiben und zu Krankheitserscheinungen führen können.

### Der Dünndarm

Pilzerkrankungen sind am häufigsten im Dünndarm anzutreffen. Wie erklärt sich das? Der Dünndarm ist mit circa fünf Metern der längste Abschnitt des Verdauungsapparates. Die Oberfläche des Darmes entspricht in etwa der eines Fußballfeldes. Hier erfolgt größtenteils die enzymatische Aufspaltung und Resorption der aufgenommenen Lebensmittel.

Der Zwölffingerdarm ist der erste Abschnitt des Dünndarms nach dem Magen. Hier münden die Ausführungsgänge der großen Verdauungsdrüsen – Bauchspeicheldrüse, Leber und Galle.

▪ Der Zwölffingerdarm trägt den Namen, weil er so lang ist wie zwölf Finger breit.

Hier erfolgt auch der Umschlag vom sauren zum basischen Milieu, denn die nachfolgenden Verdauungsprozesse benötigen ein basisches Milieu, um optimal, d. h. rasch und vollständig ablaufen zu können. Dieses Milieu wird durch die Summe der Verdauungssäfte erzeugt (siehe Säure-Basen-Haushalt, Seite 45). Beim gesunden Meschen werden die Lebensmittel im Dünndarm mittels Aufspaltung durch Enzyme so optimal verdaut, dass sie im weiteren Verlauf durch die Schleimhaut des Darmes aufgenommen werden können.

▪ Solange sich die Nährstoffe im Darminneren befinden, gehören sie noch zur „Außenwelt" des Körpers. Erst nach Aufnahme durch die Schleimhaut werden sie zur „Innenwelt" unseres Organismus zugerechnet.

Bei diesem Prozess werden alle Stoffe auf ihre Integrität überprüft. Daher ist auch hier das Immunsystem von entscheidender

## Die Bedeutung des Verdauungsapparates bei Pilzerkrankungen

Bedeutung: Unmittelbar nach der Resorption werden die einzelnen Substanzen vom Immunsystem, welches sinnvollerweise auch in enger funktioneller Verbindung mit dem Darm steht und daher darmassoziiert genannt wird, überprüft. Über Lymphe und Blut werden die aufgenommenen Lebensmittel dann zur Leber transportiert oder vom Abwehrsystem herausgefiltert.

Bedingt durch die große Oberfläche des Darmes mit seinen zahlreichen Falten, Zotten und Nischen finden Pilze hier ideale Bedingungen. Die feuchtwarme Umgebung begünstigt das Pilzwachstum, sodass sie recht bald ein aktives Eigenleben entwickeln können. Sie gedeihen in Kolonien und gehen zum Teil innige Verbindungen mit der Schleimhaut des Verdauungsapparates ein. Bestimmte Enzyme bewirken, dass sie sich in der Schleimhaut festsetzen können. Das kann in der Therapie manchmal problematisch werden, da dadurch ihre Eliminierung erschwert wird. Dies hat auch diagnostische Bedeutung! (siehe Seite 14 ff.)

**Pilze haben im Darm ideale Bedingungen**

Pilze vergären Kohlenhydrate. Deshalb bilden sich unweigerlich Alkohol, Säure und Gas. Diese Gärung führt zur Beeinträchtigung des Wachstums der gesunden Darmflora, und deren Reduzierung begünstigt Pilzwachstum. Ein sich gegenseitig aufschaukelnder Kreislauf entsteht. Beim Gesunden verhindert ein optimales Gleichgewicht von Darmflora und Immunsystem ein Wachsen von Pilzen.

Pilze schädigen die Schleimhaut derart, dass die Barrierefunktion des Darms, also die Abgrenzung zwischen „Innen-" und „Außenwelt", beeinträchtigt wird: Die Schleimhaut wird durchlässig für Stoffe, die normalerweise nicht aufgenommen werden sollten. Dies können unvollständig verdaute Lebensmittelbestandteile, Eiweißbruchstücke oder von Pilzen produzierte Giftstoffe sein. Diese Stoffe werden vom Immunsystem als körperfremd, das heißt als nicht zur Innenwelt gehörig, erkannt und bekämpft. Spezielle Abwehrzellen versuchen durch gezielte Maßnahmen, diese Substanzen unschädlich zu machen oder zu neutralisieren. Im Zuge dieser Reaktionen kann es einerseits zu überschießenden so genannten hyperergischen oder allergischen Reaktionen kommen. So ist es erklärbar, dass Pilze der Wegbereiter für Unverträglichkeiten und/oder Allergien sind. Das häufig gemeinsame Auftreten von Pilzerkrankungen und Allergien zwingt uns zu entsprechenden therapeutischen Konsequenzen. Am häufigsten findet sich gleichzeitig eine Unverträglichkeit von Kuhmilchprodukten, Bäckerhefe und Weizen. Anderseits können die von den Pilzen gebildeten Giftstoffe selbst zu Symptomen führen. Dies sind zum Beispiel die unspezifischen Vergiftungszeichen

## Die Bedeutung des Verdauungsapparates bei Pilzerkrankungen

wie Müdigkeit, Abgeschlagenheit, aber auch Juckreiz oder Gelenksbeschwerden.

### Der Dickdarm

**Ausgangspunkt für Pilzerkrankungen**

Der Dickdarm ist der letzte Abschnitt des Verdauungsapparates. Er ist letztlich für die Konsistenz des Stuhles verantwortlich. Weil in seinem letzten Teil, dem After, der Übergang von Schleimhaut zur Haut erfolgt, spielt auch er bei Pilzerkrankungen eine Rolle, denn Pilze können sowohl die Schleimhaut als auch die Haut besiedeln. Gerade solche Übergangsregionen sind kritische Bereiche. Hier gibt es ideale Wachstumsbedingungen für Pilze, die zu den typischen Beschwerden führen. Und: Von hier aus können die Pilze in den genitalen Bereich übertragen werden.

> Der Verdauungsapparat in seiner Gesamtheit ist der häufigste Ausgangspunkt von Pilzerkrankungen. Seine unterschiedlichen Abschnitte haben zwar im Sinne einer Aufgabenteilung unterschiedliche Verantwortlichkeiten im Rahmen des Verdauungsvorganges, können und werden jedoch früher oder später Ort einer Pilzbesiedelung beziehungsweise -belastung sein. Die Beachtung der Besonderheiten einzelner Abschnitte ist sowohl für das Verständnis der Erkrankung als auch für die therapeutischen Ansätze wichtig.

# Die Pilzbehandlung

Eine ganzheitsmedizinisch orientierte Pilztherapie zielt nicht bloß auf eine Eliminierung von Pilzen ab. Dies wäre nur ein kurzfristiger Erfolg, eine wiederkehrende Pilzerkrankung die Folge. Von therapeutisch vorrangiger Bedeutung ist das Erkennen, Ausgleichen beziehungsweise Eliminieren von Stressfaktoren, welche das Abwehrsystem beeinträchtigt haben.

## Grundsätzliches

Grundsätzlich versuchen wir durch verschiedene naturheilkundliche Maßnahmen, welche alle individuell abgestimmt werden, das Milieu derart zu verändern, dass Pilze keine Chance mehr haben, Krankheitscharakter zu erlangen.

- Grundlage dieser therapeutischen Maßnahmen ist die individuelle Testung (beispielsweise mittels Applied Kinesiology) sowohl der diätetischen als auch medikamentösen Maßnahmen.

Die wirkungsvollste Therapie, welche sowohl Zeit als auch Kosten spart, ist die optimale Kombination von Pilzdiät und medikamentöser Therapie. Auch wenn offensichtlich Symptome vorherrschen, die primär nicht mit dem Verdauungsapparat in Zusammenhang gebracht werden, ist die Behandlung des Verdauungsapparates immer ein fester Bestandteil der Therapie. Dies deshalb, weil die Pilzerkrankung hier oft ihren Ursprung nimmt oder den Hauptsitz hat. Außerdem kann der Pilzbefall im Verdauungsapparat selbst verschleiert und dadurch relativ symptomarm sein.
Die Pilzdiät alleine vermag keinen zufrieden stellenden Langzeiterfolg zu erbringen. Ebenso wenig wie es nicht sinnvoll erscheint, nur medikamentös zu behandeln.

- Letztlich zielt die Pilzbehandlung, wie bereits mehrfach erwähnt, auf eine Veränderung der Ernährungs- und Lebenssituation hin.

Nur dadurch gelingt es langfristig, den menschlichen Organismus so zu stärken, sein Immunsystem derart zu aktivieren, dass Pilze kein für ein Wachstum erforderliches Milieu vorfinden.
Eine erfolgreiche Pilztherapie umfasst eine Vielfalt von Möglichkeiten, welche jedoch im Einzelfall entsprechend nach den vor-

Die Pilzbehandlung

**Die Kombination ist erfolgreich**

her beschriebenen Kriterien (zum Beispiel dem AK-Test) individuell kombiniert oder variiert werden. Nicht jeder soll/muss alles gleichzeitig durchführen. Besprechen Sie Details und Fragen mit einem diesbezüglich erfahrenen Arzt.

Die im Folgenden beschriebene Pilzbehandlung wurde gemeinsam mit Kollege Dr. Robert Schmidhofer entwickelt. Sie wurde über einen längeren Zeitraum gemeinsam sowohl in der stationären Behandlung des Gesundheitszentrums Golfhotel am Wörthersee als auch in der ambulanten Praxis erprobt. Durch diese intensive Zusammenarbeit wurde es möglich, einfache Maßnahmen zu einem sinnvollen und effektiven Therapiekonzept zu kombinieren.

> Eine erfolgreiche Pilzbehandlung ist eine Kombination aus Diät, Stärkung des Immunsystems, Entgiftungsmaßnahmen und medikamentöser Therapie. Sie zielt nicht nur auf eine Elimination der Pilze im Verdauungsapparat hin, sondern hat eine Milieuänderung durch Änderung der Ernährungs- und Lebensweise zum Ziel.

### Stärkung des Immunsystems

Es gibt verschiedene wirksame Methoden, mit denen Sie das Immunsystem stärken können. Sie werden einzeln angewandt, können aber auch miteinander kombiniert werden. Es gibt dabei folgende Möglichkeiten:

#### Durch Allergenkarenz

Der Darm ist in seiner Gesamtheit auch ein immunkompetentes Organ (siehe Abschnitt Dünndarm). Der Wegfall von verschiedenen Lebensmitteln (allergisierenden Substanzen) entlastet das Immunsystem insofern, als keine spezifischen Reaktionen mehr notwendig werden. Des Weiteren sind Pilze Histaminbildner. Histamin nun ist eine Substanz, welche „histaminvermittelte Allergiereaktionen" fördert beziehungsweise provoziert. Reduktion von Pilzwachstum reduziert also allergische Reaktionsbereitschaft und umgekehrt.

- Lassen Sie unverträgliche Lebensmittel weg. Damit entlasten Sie Ihr Immunsystem!

## Reduktion von Schwermetallen

Schwermetalle blockieren das Immunsystem. Besonders deutlich wird das am Beispiel von Amalgam. Der Hauptbestandteil von Amalgam ist Quecksilber. Dies kann aufgrund seiner Toxizität nicht frei in unserem Körper sein, sondern muss durch zweiwertige Minerale gebunden werden. Als wichtigste „Gegenspieler" von Quecksilber sind Zink und Selen bekannt. Je höher eine Amalgambelastung und damit eine Quecksilberbelastung ist, desto mehr wird Zink und Selen gebunden und fehlt dem Körper für andere Aufgaben wie Immunsystem und Säure-Basen-Haushalt. Darüber hinaus wirkt Quecksilber direkt antibiotisch, das heißt, es (zer)stört die natürliche Darmflora und ermöglicht so ein Pilzwachstum.

- Eine Zahnsanierung ist ein wichtiger Schritt in Richtung „gesünder leben".

## Durch die ärztliche manuelle Bauchbehandlung

Die ärztliche manuelle Bauchbehandlung führt dazu, dass die Lymphe der Radix mesenterii weiterbewegt wird. Das ist der Abfluss des gesamten Dünndarms und der Sitz von immunkompetenten Zellverbänden. Die Behandlung wirkt entstauend, fördert die Lymphzirkulation und den venösen Abfluss. Außerdem fördert sie die Sauerstoffaufnahme, was für den Stoffwechsel aller Zellen enorm wichtig ist. Die reinigende entgiftende Wirkung wird auf Seite 35 beschrieben.

- Die ärztliche Bauchbehandlung ist eine wertvolle Unterstützung des Immunsystems

## Durch Ausgleich des Säure-Basen-Haushaltes

Der Säure-Basen-Haushalt spielt bei Pilzerkrankungen eine besondere Rolle. Eine Übersäuerung des Verdauungsapparates, vor allem des Dünndarms, führt zu einer Verlängerung der Verweildauer der aufgenommenen Speisen, nachdem diese nicht ordnungsgemäß und zeitgerecht verdaut werden können. Dies führt über Gärungsprozesse oder Fäulnisprozesse zu Dyspepsie und Dysbiose als Wegbereiter einer Pilzbesiedlung. Schon allein deshalb ist ein ausgeglichener Säure-Basen-Haushalt anzustreben. Bedeutung erlangt er aber auch für eine ausreichende Entgiftung bei Pilzerkrankungen. Die meisten Stoffwechselprodukte sind nämlich Säuren, die wir als solche nicht ausscheiden können. Der Körper muß mit Hilfe von Mineralstoffen wie Calcium, Magnesium und Zink diese Säuren neutralisieren, um sie unschädlich zu machen und ausscheiden zu können. Daher ist der Säure-Basenhaushalt eng mit dem Mineralstoffwechsel verbunden.

### Durch Substitution orthomolekularer Stoffe

Mineralstoffe, Spurenelemente und Vitamine haben für das Immunsystem Schlüsselfunktion! Ohne ausreichende Anwesenheit dieser Substanzen kann unser Immunsystem nicht richtig arbeiten oder seine Funktion nur teilweise wahrnehmen. Nachdem wir – aufgrund unserer falschen Ernährungsgewohnheiten sowie durch den Wertverlust unserer Lebensmittel – kaum mehr ausreichend Mineralstoffe, Spurenelemente und Vitamine im Körper zur Verfügung haben, müssen wir diese ersetzen (Substitution). Erschwerend kommt hinzu, dass Pilze selbst Mineralstoffe verstoffwechseln, allen voran Zink. Somit wird die vorhandene Menge nochmals reduziert. Am häufigsten ist die Substitution von Zink, Selen, Kalium, Magnesium, Vitamin A, E und C erforderlich. Im Einzelfall wird die Substitution jedoch auf die individuellen Erfordernisse abgestimmt.

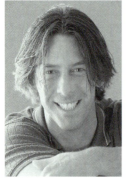

*Mit einem guten Immunsystem haben Sie gut lachen*

### Durch Physiko- und Hydrotherapie

Auch Sauna, Kneippen und Bewegung an frischer Luft unterstützen das Immunssystem. Diese und andere physiko- und hydrotherapeutische Maßnahmen werden eingesetzt, um den Organismus in der Phase der Umstimmung zu unterstützen beziehungsweise langfristig gesund zu erhalten.

### Durch Psychotherapie

Vielfach manifestieren sich „Pilzbeschwerden" im psychischen Bereich (siehe Symptomatik, Seite 12). Oft sind gerade dies die Beschwerden, welche die Patienten selbst über eine lange Zeit beobachtet haben und die niemand so recht einzuordnen wusste.
Es wäre völlig falsch, die Patienten hier mit Psychopharmaka zu therapieren, was jedoch häufig erfolgt.
Einfühlsame und mitfühlende Gesprächsführung sowie Aufklärung über die Zusammenhänge ist wichtiger als die medika-

mentöse Therapie. Die Patienten sollen erkennen und verstehen, warum gerade diese Beschwerden auftreten. Sie müssen auch vorbereitet werden, dass es sogar im Zuge der Entgiftung und Pilzelimination zu einer verstärkten Symptomatik kommen kann. Diese Anfangsreaktion ist der Hinweis für die Wirksamkeit und Effizienz der angewendeten Therapiemaßnahmen. Als behandelnder Arzt sind in erster Linie zwei Dinge notwendig: Geduld und die Sicherheit, dass durch die Pilzbehandlung die Beschwerden völlig abklingen. Gegebenenfalls können neben der Gesprächstherapie Bachblüten (vor allem Rescue), homöopathische Arzneien sowie eine gezielte orthomolekulare Substitionstherapie die Beschwerden lindern und rascher abklingen lassen. In allen Fällen sollten auch verstärkte Entgiftungsmaßnahmen wie Einläufe oder Reibesitzbäder eingesetzt werden.

### Durch Medikamente

Viele Medikamente – aus unterschiedlichen Bereichen der Medizin – wirken immunstimulierend. Aus dem Pflanzenreich sei der rote Sonnenhut (Echinacea purpura) erwähnt. Er ist in verschiedenen Zubereitungen erhältlich, von Kapseln, Tropfen oder Tee bis hin zur homöopathischen Potenzierung.
Die Wirkung von Vitamin C bei Infekten ist hinlänglich bekannt. Aber auch bei Pilzinfekten ist Vitamin C zur Stärkung der Abwehr wichtig.
In den letzten Jahren hat sich noch eine weitere Therapieform etabliert: die Gabe von Thymusextrakt. Gerade der Thymus spielt im Immunsystem eine besondere Rolle. Man musste erkennen, dass seine Aufgaben weit über das bisher vermutete Maß hinausgehen und er sehr wohl auch noch beim Erwachsenen aktiv ist. Es stehen heute eine Reihe verschiedener Präparate von verschiedenen Firmen für die Therapie zur Verfügung (Thymusand, Thymuvocal, Tymoject, IMM Formula etc.). Sie alle können als unterstützende Maßnahme sehr hilfreich sein, sollten aber unbedingt (mittels AK) getestet werden.

### Durch Umstimmungstherapien

#### Die Eigenblutbehandlung
Die Eigenblutbehandlung ist eine bewährte Therapie zur Steigerung der Abwehrkraft. Dabei gibt es verschiedene Variationen dieser Therapie: als Injektionstherapie, nach Sauerstoffanreicherung oder nach homöopathischer Potenzierung. Über die ver-

## Die Pilzbehandlung

schiedenen Indikationen und Anwendungen dieser Therapie sei auf die entsprechende Literatur verwiesen.

### Die Eigenharntherapie

Abele hat in vielen Publikationen auf die hervorragende Wirkung der Eigenharntherapie (Autourotherapie) bei Pilzerkrankungen hingewiesen. Unserer Erfahrung nach bestätigt sich dies bei besonderen Situationen. Bedacht werden sollte jedoch, dass eine Eigenharntherapie niemals „verordnet" wird, sondern allenfalls „empfohlen" beziehungsweise der Patient darauf hingewiesen wird. Diese Vorgangsweise hat sich insofern bewährt, als sich der Patient freiwillig zu dieser – in unserem Kulturkreis doch etwas angefeindeten Therapie – entschließt.

**Das Immunsystem ist von großer Bedeutung**

Durch die Autourotherapie lassen sich sowohl lokale Mykosen zum Beispiel der Haut als auch des Darmes sowie systemische Mykosen günstig beeinflussen. Obwohl praktisch nebenwirkungsfrei, sind sehr wohl zum Teil heftige Ausscheidungsreaktionen zu beobachten.

Über Einzelheiten zur Durchführung der verschiedenen Formen der Autourotherapie sei auf die entsprechende Literatur verwiesen. (siehe Anhang, Seite 158)

> Das Immunsystem ist von entscheidender Bedeutung für den Langzeiterfolg der Pilzbehandlung. Daher sind die immunstärkenden Maßnahmen ein unverzichtbarer Bestandteil des therapeutischen Konzeptes. Viele Maßnahmen sind einfach durchzuführen und ergänzen sich gegenseitig.

### Medikamentöse Behandlung der Pilze

Hier kommen alle Substanzen in Frage, die eine pilzhemmende und/oder abtötende Wirkung haben. Kriterium der Verabreichung ist wieder die individuelle Wirksamkeit und Verträglichkeit sowie der Grad und Ort der Pilzinfektion.

Nachdem Pilze oft mit Unverträglichkeiten verschiedener Art einhergehen beziehungsweise mit allergischen Symptomen vergesellschaftet sind, müssen alle verwendeten Arzneien hypoallergen sein.

- Füllstoffe, Tablettierhilfen, Zusatzstoffe, wie sie bei der Präparation vieler Arzneien Verwendung finden, sind für Pilzpatienten beziehungsweise -allergiker problematisch.

## Medikamentöse Behandlung der Pilze

Hierzu ein Beispiel: Eine für die Pilzbelastung wichtige Substanz ist Nystatin. Nystatin hat eine hervorragende fungizide Wirkung, bleibt im Darminneren, das heißt wird nicht resorbiert und kann daher bei intestinalen Mykosen sehr gut zur Therapie verwendet werden.

Es gibt allerdings viele Zubereitungsformen von Firmen, wo die Substanz in Tabletten oder Drageeform angeboten wird. Zur Herstellung einer Tablette, welche vielleicht ein Gramm wiegt, wird circa ein Drittel der Wirksubstanz verwendet, der Rest, also zwei Drittel, sind Zusatzstoffe, welche für Allergiker häufig unverträglich sind. Oft sind Therapieversager (siehe Seite 49) oder Verschlechterung bei Patienten darauf zurückzuführen. Eine andere Möglichkeit ist, dass der Hersteller, weil der Geschmack für die Einnahme der Arznei wichtig ist, zur Geschmacksverbesserung Zucker zufügt. So sind Zubereitungsformen (Nystatinsuspension) mit bis zu 60 % Zuckeranteil erhältlich. Auch dies scheint in Anbetracht der strengen Pilzdiät nicht vorteilhaft für den Therapieerfolg.

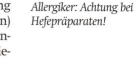

*Allergiker: Achtung bei Hefepräparaten!*

Eine Besonderheit soll auch noch erwähnt werden. Im Bereich der Orthomolekularen Therapie, also der Substitution von Mineralstoffen, Spurenelementen und Vitaminen, gibt es einige Präparationen auf Hefebasis. Oft zeigt die Hefe bei Pilzbelastung eine Kreuzreaktion mit Pilzen und wird dadurch nicht vertragen.

■ Hefe in Mineralstoffpräparaten ist zu vermeiden.

Wenn wir also im Folgenden pilzwirksame Arzneien erwähnen, so meinen wir im Wesentlichen Reinsubstanzen. Die Wirkung dieser Reinsubstanzen ist im Allgemeinen intensiver und ohne begleitende Nebeneffekte. Einige Firmen haben sich bereits den Erfordernissen angepasst, ansonsten können Apotheker mit etwas gutem Willen diese, die notwendige Reinheit aufweisende Präparate selbst herstellen.

Für die medikamentöse Therapie ist noch der Umstand von Bedeutung, dass sich Pilze relativ rasch an verschiedenste Medikamente „gewöhnen" können. Die außerordentlich vielfältigen Adaptationsmöglichkeiten der Pilze müssen und können insofern umgangen werden, als verschiedene antimykotisch wirksame Arzneien abwechselnd therapeutisch eingesetzt werden.

Daher ist es wichtig, am Anfang der Therapie mehrere wirksame und individuell gut verträgliche (entsprechend AK Test) Arzneien zur Verfügung zu haben. Bewährt hat sich ein Wechsel der pilzspezifischen Arzneien alle sieben bis zehn Tage. Bei entsprechender klinischer Notwendigkeit kann am Anfang durchaus ein „chemisches" Pilzmittel wie Nystatin oder Amphomoronal® Verwendung finden.

Eine Übersicht über mögliche Pilzmittel zeigt Tabelle 2, ein Beispiel eines Therapieschemas Tabelle 3. Wichtig bei allen Therapieschemen ist auch, dass entsprechend wirksame Mineralstoffe und Spurenelemente ergänzend eingesetzt werden, um das Immunsystem zu unterstützen.

Idealerweise wechselt man jedoch nach sieben bis zehn Tagen auf ein „Phytotherapeutikum" oder anderes Pilzmittel. Im AK Test läßt sich der Zeitpunkt eines Wechsels der Medikation erkennen beziehungsweise kontrollieren. Die gegen Pilze wirksamen Stoffe sind die ätherischen Öle der Pflanzen. Neben den arzneilichen Gaben soll auch die Verwendung derselben als Kräuter in der Küche nicht zu kurz kommen. Die Verwendung von frischen Kräutern entspricht auch den Vorstellungen einer gesunden Küche und wirkt somit unterstützend auf die Therapie.

> **Folgende Kräuter haben eine gute pilzhemmende Wirkung:**
> Zimt, roter Thymian, Myrrhe, Teebaum, Ingwer, Minze, Brunnen- und Kapuzinerkresse, Schwarzkümmel, Knoblauch, Bärlauch, Citronella, Lavendel, Meerrettich, Lauch, Zwiebel, Salbei.

Darüber hinaus ist bei einigen dieser Kräuter auch die Zubereitung als Kräutertee sinnvoll und zugleich hilfreich. Nachdem das Trinken in der Therapie ein wichtiger Faktor ist, unterstützt dies einerseits die Ausscheidung und entfaltet andererseits auch eine milde pilzhemmende Wirkung. Bei der Zubereitung ist allerdings darauf zu achten, dass diese nur kurz ziehen (maximal eine Minute), damit die ätherischen Öle erhalten bleiben. Eine Ausnahme stellt hier der Lapacho Tee dar, welcher eine längere Zubereitungszeit hat.

> **Folgende Tees haben sich bewährt:**
> Zinnkraut, Sanikelwurz, Eberwurz, Blutwurz, Thymian, Efeu, Seifenrinde, Citronella, Angelika, Lapacho.

Unserer Erfahrung nach bewährt sich am Ende einer Therapie die Gabe so genannter Nosoden. Nosoden sind homöopathische Zubereitungen aus erkranktem Gewebe, krankheitsauslösenden Erregern beziehungsweise Toxinen. Für die Pilztherapie werden

## Medikamentöse Behandlung der Pilze

| Name | Inhaltsstoffe | Hersteller |
|---|---|---|
| a) lokal wirkende Antimykotika: Nystatin®-Reinsubstanz Amphomoronal®-Suspension | Nystatin Amphotericin B | Apothekenzubereitung Squibb |
| b) systemisch wirkende Antimykotika: Sporanox® = Sempera® Fungata® AC Formula® | Itraconacol Fluconazol Extrakte aus Berberis, Grapefruit, Lavendel, Melaleuka, Thymian | Janssen & Cilag Pharma Pfitzer Pure Encapsulation USA |
| Formula SF 722® | Undecylensäure | Thorne Research USA |
| Caprystatin® Kaprycidin A® | div. Fettsäuren, Undecylensäure Fettsäuren, Ca, Zu, Mg | Ecological Formulas USA |
| Mixtura thymii comp. | ätherische Öle aus Thymian, Zimt, Teebaum, Myrrhe | Apothekenzubereitung |
| Albicansan® Mucokehl® Pefrakehl® | Candida albicans D5 Mucor racemusus D5 Candida perapsilosis D5 | Sanum Kehlbeck |
| Borax D3 | Natriumtetraborat | |
| Furfurol D6, D3 | Furanaldehyd | Apothekenzubereitung |
| Para Microcidin® | Zitrussamenextrakt Flavonoide Ungesättigte Fettsäuren | Nutri Cology USA |
| Pro Seed® | Extrakt aus Grapefruitsamen | |

*Tab. 2: Beispiele für Arzneien mit antimykotischer Wirkung und deren Inhaltsstoffe, welche sich in der Praxis bewährt haben.*

## Die Pilzbehandlung

entweder die fertigen Nosoden verschiedener Firmen (Staufen-Pharma, Sanum-Reihe usw.) verwendet, oder man überlässt die Herstellung dem Apotheker aus dem entsprechenden Antigen. Darüber hinaus bewähren sich auch die Nosoden verschiedener Pilzgifte wie Aflatoxin.

| Spez. Antimykotika im wöchentlichen Wechsel | | Durchgehend einzunehmen beziehungsweise durchzuführen |
|---|---|---|
| 1. Wo.: | Nystatin Reinsubstanz | Zink |
| 2. Wo.: | AC Formula® | Selen |
| 3. Wo.: | Furfurol D6 | Flax/Borrageöl-Kps. |
| 4. Wo.: | AC Formula® | Ölziehen mit Mixt. Thymi Comp. |
| 5. Wo.: | Furfurol D6 | Circa ab 4. Wo. L.L. Acidophilus |
| 6. Wo.: | Candida Nosode D6 | |

Tab. 3: *Therapieschema: Beispiel für eine mögliche sechswöchige medikamentöse Therapie*

Ab circa der Hälfte der voraussichtlichen Therapiedauer bewähren sich auch Präparate, welche die natürliche Darmflora unterstützen. Hier finden vor allem natürliche Symbionten (zum Beispiel Acidophiluskeime), deren Stoffwechselprodukte oder -substanzen, welche die Regeneration der Darmflora begünstigen, Verwendung. Dieser Teil der Therapie ist insofern wichtig, als dadurch versucht wird, das natürliche Gleichgewicht der Keime wiederherzustellen. Je stärker die natürliche Keimflora ist beziehungsweise wird, desto eher kann sie auch selbst zur Milieubereinigung und damit Pilzelimination beitragen. Auch hier wiederum soll die individuelle Verträglichkeit beachtet beziehungsweise getestete Präparate verwendet werden. (Tabelle 4)

| LL Acidophilus, | kuhmilchfreier Acidophilus | Futurbiotics USA |
|---|---|---|
| Omniflora, | L. acidophilus, L. bifidus, E. coli | Med. Fabrik GmbH & Co, Berlin |
| Bioflorin, | Strept. Face. | Cernitin S.A |
| Mutaflor, | E. coli | Ardeypharm |
| Acidobif, | L. acidophilus und bifidus | Töpfer |
| (Pro) Symbioflor, | E. coli, Strept. Faec. | Symbio Pharm |

*Tab. 4: Präparate zur Unterstützung der Darmsymbionten (Beispiele)*

## Entgiftungsmaßnahmen

Durch die verschiedenen therapeutischen Maßnahmen kommt es zum Absterben von Pilzen. Dabei wird ein Reihe von Giftstoffen aus den Pilzen freigesetzt. Diese Giftstoffe und Zerfallsprodukte müssen raschest vom Körper ausgeschieden werden. Viele Reaktionen während einer Therapie sind – sofern vorher getestete Arzneien verwendet werden – weniger Reaktionen auf Medikamente als vielmehr Zeichen einer effektiven Therapie. Oft sind aber auch die Ausscheidungsorgane, Darm, Niere, Lunge, Haut sowie die Notventile durch die lang bestehende Pilzbelastung in ihrer Funktion derart beeinträchtigt, daß ein Missverhältnis besteht zwischen auszuscheidenden Giftstoffen und dem Vermögen der Ausscheidungsorgane dies zu tun. Auch hier kann die Therapie nach F.X. MAYR eine optimale Unterstützung darstellen (Säuberung!).

### Reichlich trinken

Grundvoraussetzung für ein funktionierendes Stoffwechselsystem ist, dass ausreichend frei verfügbare Flüssigkeit zur Verfügung steht. Der menschliche Körper besteht je nach Alter und Geschlecht aus 60 bis 75 % Wasser. Der Stoffaustausch, vor allem die Ausscheidungsfunktion, ist an die Anwesenheit von Flüssigkeit gebunden.
Wenn wir im Alltag schon zweieinhalb bis drei Liter für den Stoffwechsel benötigen, so kann dieser Bedarf bei Entgiftungsreaktionen noch beträchtlich ansteigen. Günstig ist, wenn man während der Pilztherapie mindestens drei Liter trinkt.

Welche Getränke sind günstig: Am besten ist reines Quellwasser, auch Mineralwasser (mit wenig oder nur natürlicher Kohlensäure) und vor allem kurz gebrühte (blonde) Kräutertees (siehe Teezubereitungen). Auch das Basengetränk – Gemüsebrühe ist als Getränk bestens geeignet (Rezept Seite 76).

> **Als Kräutertee empfehlen wir:**
> Anserine, Fenchel, Melisse, Johanniskraut, Schafgarbe, Käsepappel, Lindenblüten, Weidenröschen, Waldmeister, Melisse (Achtung: für Allergiker oft ungünstig, da hoher Histamingehalt!)
> **Zubereitung:**
> 1–2 TL Kräuter mit $1/4$ l kurz aufgekochtem Wasser überbrühen, max. 1 Minute ziehen lassen, dann sofort abseihen.
> Fruchtsäfte, Alkoholika und Bohnenkaffee zählen nicht als Getränk und sind während der Pilztherapie nicht erlaubt.

### Entgiftung über den Darm

Nachdem der Verdauungsapparat sowohl Sitz von Pilznestern als auch ein Hauptausscheidungsorgan ist, wird der Behandlung des Darmes besondere Bedeutung zukommen. Daher ist es auch sinnvoll, die Pilzbehandlung im Rahmen einer Therapie nach F.X. MAYR durchzuführen. Hierbei ist die „Säuberung" ja eines der therapeutischen Prinzipien (siehe Erklärung der Therapie nach F.X. MAYR, Seite 42).
Wir können die Ausscheidungsvorgänge durch mehrere Maßnahmen fördern.

**Bittersalz**
Bittersalz oder auch Glaubersalz sind gute Möglichkeiten, den Darm von oben nach unten zu reinigen. Im Zuge der Therapie nach MAYR wird ein gestrichener Teelöffel auf ein Viertel Liter Wasser morgens getrunken.

**Einlauf**
Am einfachsten ist die Durchführung von Einläufen mit Hilfe eines Klysos. Dieser ist für jedermann selbst einfach rasch und ohne Hilfe weiterer Personen durchzuführen. Durchführung: In das Waschbecken gibt man gut warmes Wasser (so warm wie es gerade vertragen wird – Wärme löst Verkrampfungen des Darmes!), hält das Ende mit dem Ventil ins Wasser und pumpt als erstes die Luft

heraus. Nachdem das Darmstück etwas mit Creme oder Vasiline eingefettet wurde, wird es vorsichtig in den After eingeführt. Anschließend pumpt man das Wasser in den Enddarm, und zwar so lange, bis ein Völlegefühl auftritt, danach den Klyso herausnehmen und dem Entleerungsdrang nachgeben. Wichtig: Nicht krampfhaft die Stuhlentleerung zurückhalten, nach einer kurzen Pause kann der Vorgang zur Intensivierung wiederholt werden.
Bei allen Entgiftungsreaktionen ist der Einlauf eine leicht handhabbare und äußerst wirkungsvolle Maßnahme.

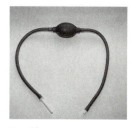

*Der Klyso:
Das beste Gerät zur einfachen Selbstdurchführung eines Einlaufes.*

## Colonhydrotherapie

Bei der Colonhydrotherapie wird der Dickdarm mehrmals hintereinander durchgespült. Als Spülmittel dient wiederum Wasser, das in verschiedenen Temperaturen anregend auf die Darmmotorik wirkt. Die Colonhydrotherapie stellt, was die Ausscheidungsfunktion anbelangt, eine Wirkungssteigerung gegenüber dem einfachen Einlauf dar.

## Ärztliche manuelle Bauchbehandlung

Die manuelle Bauchbehandlung wird vom speziell ausgebildeten MAYR-Arzt durchgeführt. Dabei werden gezielt die verschiedenen Abschnitte des Verdauungsapparates entsprechend der Notwendigkeit manuell behandelt. Dadurch erfolgt eine Anregung der Peristaltik und somit der Ausscheidungsfunktion des Darmes. Gleichzeitig erfolgt ein Lösen alter „Schlacken", welche zum Teil fest an den Darmwänden kleben. Durch die manuelle Bauchbehandlung wird auch der venöse Abfluss aus dem Bauchraum verbessert sowie die Lymphzirkulation angeregt. Gerade die verbesserte Funktion des Lymphsystems (= Immunsystem) ist bei der (intestinalen) Mykose von entscheidender Bedeutung.
Des Weiteren wird die Atemfunktion verbessert und dadurch dem Organismus mehr Sauerstoff zur Verfügung gestellt – ein Faktor, der den Stoffwechsel jeder Zelle günstig beeinflusst. Außerdem werden durch die gleichzeitige und vor allem manuelle Untersuchung des Verdauungsapparates der Therapiefortschritt kontrolliert oder etwaige (Diät)Fehler festgestellt. Sie ermöglicht es, zu jedem Zeitpunkt in die Therapie korrigierend einzugreifen und ist unverzichtbarer Bestandteil einer Therapie nach F.X. MAYR.

## Sinnvolle Unterstützungen der Entgiftung

Es gibt weiterhin eine Menge von Möglichkeiten, mit denen Sie die Entgiftung unterstützen können. Hier seien einige genannt:

### Trockenbürsten

Trockenbürsten der Haut mit einem Waschlappen oder einer Massagebürste fördert die Durchblutung der Haut und damit die Ausscheidungsfunktion derselben. Die gesamte Haut wird über einige Minuten in der Weise gebürstet, dass eine Rötung der Haut eine kräftige Durchblutung anzeigt. Nachfolgendes Wechselduschen (erst warm, dann kalt, so wie es vertragen wird) unterstützen außerdem den Kreislauf und verstärken die Entgiftung über die Haut. Am Morgen praktiziert, ist diese Maßnahme ein echter Muntermacher auch für Morgenmuffel.

### Ansteigendes Fußbad

Beim „ansteigenden Fußbad" lässt man in einen etwas breiteren Eimer, in dem beide Füße bequem Platz finden, langsam warm-heißes Wasser zufließen. Die Temperatur steigt so lange an, wie sie gerade noch vertragen wird. In Folge tritt eine angenehme Durchwärmung – nicht nur der Füße – ein, eventuell auch leichte Schweißbildung. Nach circa 10 Minuten werden die Füße kalt abgeduscht (oder in kaltes Wasser gehalten), trockenfrottiert und warme Wollsocken angezogen (Als Schielebad von der Firma Schiele Hamburg fertig erhältlich).

### Auslaugebad

Das „Auslagebad" dient dazu, Giftstoffe über die Haut auszulaugen. Dabei werden in gut warmes Badewasser entweder Kräuterzusätze oder einfach Basenpulver oder Natriumcarbonat (Badesoda) gegeben. Das Ergebnis der Entgiftung lässt sich nach dem Bad oft als „Schmutzrand" an der Badewanne erkennen. Am Abend vor dem Schlafengehen genossen, hat es außerdem eine beruhigende Wirkung.

### Reibesitzbad nach Kuhne

Das Reibesitzbad für Frauen nach Kuhne bewährt sich sowohl bei Mitbeteiligung des Urogenitaltraktes als auch zur Förderung der Ausscheidungsvorgänge über denselben. Außerdem ist es bei hormonellen Regulationsstörungen nahezu jeder Art eine einfache und wirkungsvolle Unterstützung.
Dabei wird Wasser in einen Eimer gefüllt, auf dem die Badende bequem sitzen kann. Auch das Bidet eignet sich gut, allerdings muss hier öfter das Wasser gewechselt werden. Mit einem weichen Schwamm, einem Waschlappen oder einfach mit der Hand wird nun das Wasser am äußeren Genitale vorbeigeführt und gespült (Nicht zu fest reiben!). Dies wird für circa 20 Minuten durch-

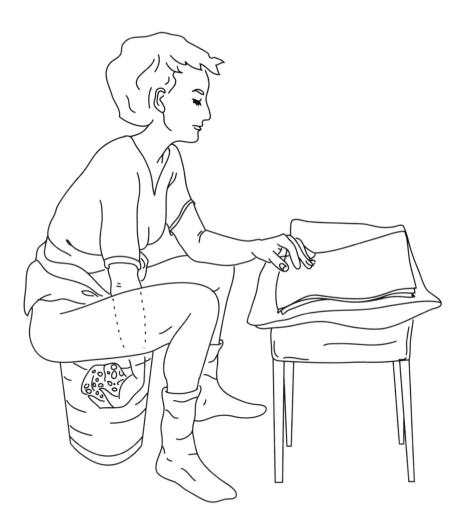

*Reibesitzbad am Kübel*

## Die Pilzbehandlung

geführt und die Temperatur des Wassers so gewählt, dass es anfänglich angenehm ist, jedoch täglich etwas kühler wird, bis zuletzt kaltes Wasser gut vertragen wird.

Bei allen Wasseranwendungen ist es wichtig, dass die Durchführung in gut durchwärmtem Zustand erfolgt. Für die genauen Anweisungen sei auf die entsprechende Literatur verwiesen (siehe Seite 166).

### Ölziehen

Vom russischen Arzt Dr. Karach stammt der Hinweis, dass durch „Ölziehen" viele Giftstoffe über die Schleimhaut des Mund-Rachenraumes ausgeschieden werden können. Wir wissen, dass Pilze auch gerne in der Mundhöhle, der Nase oder den Nasennebenhöhlen wachsen. In solchen Fällen muss die Behandlung des Nasen-Rachenraumes in die Therapie integriert werden. Nachdem der Nachweis, ob Pilze in diesem Gebiet vorhanden sind, nicht immer leicht gelingt (nur durch Abstrich letztlich beweisbar), bewährt es sich, die Behandlung durch einfache selbst durchzuführende Maßnahmen immer zu ergänzen. Für die Pilzbehandlung werden zu dem von Karach angegebenen kaltgepressten Sonnenblumenöl nach folgender Rezeptur starke ätherische Öle dazugegeben:

**Rezeptur:**

| | |
|---|---|
| Thymianöl | 1,5 |
| Zimtöl | 1,5 |
| Teebaumöl | 1,5 |
| Mandelöl | ad 50,0 |

Mds    mixtura thymi comp.

Diese ätherischen Öle haben eine gute pilztötende Wirkung und durch die Mischung mit dem Öl gelangen diese bis in die feinsten Schleimhautnischen der Mundhöhle.

Durchführung: am besten morgens (oder auch mehrmals täglich) wird ein Teelöffel kaltgepresstes Öl (Sonnenblumen- oder Distelöl) mit einigen Tropfen (bis zu einem viertel Teelöffel) ätherischem Öl vermischt und in den Mund genommen. Das Öl wird nun für zehn bis fünfzehn Minuten im Mund hin und her bewegt, durch die Zahnzwischenräume gezogen, bis das Öl weiß schaumig wird. Dies dient der Anregung der Speichelproduktion. Danach wird das Gemisch ins WC gespuckt! Nicht schlucken!

### Inhalationen
Zur Behandlung von Nase und Nasennebenhöhlen verwendet man Inhalationen von pilzwirksamen Arzneien. Es gibt fertige Nystatinlösungen zur Inhalation oder man verwendet wieder die oben erwähnten ätherischen Öle.

### Nasale Reflextherapie
Außerdem ist die nasale Reflextherapie nach Krack sehr wirksam. Dabei werden ätherische Öle über einen Watteträger (Wattestäbchen) in die Nasengänge eingebracht und jeweils circa 1–2 Minuten belassen. Die Reinigung der Nase und Nasennebenhöhlen ist am unmittelbaren Nießen, anfänglich verstärkter Sekretion beziehungsweise Freiwerden von lange verstopften Nasen erkennbar. Die Behandlung der Nase beziehungsweise der Nasennebenhöhlen und des Rachenraumes ist unbedingt notwendig, um allenfalls mögliche Reinfektionen zu verhindern. Es kommt nämlich häufig bei alleiniger Therapie des Verdauungsapparates zur neuerlichen Pilzbesiedelung aus verschlucktem Nasensekret (siehe Therapieversager, Seite 49).

### Arzneiliche Unterstützung der Entgiftung
Selbstverständlich gibt es viele Arzneien, die die Ausscheidungs- und Entgiftungsfunktion des Organismus positiv unterstützen. Die letztendliche Verabreichung bleibt dem behandelnden Arzt überlassen, der je nach Klinik und individueller Notwendigkeit und Verträglichkeit (AK-Test) die beste Arznei auswählt. Bewährt haben sich in erster Linie homöopathische Einzel- und/oder Komplexmittel, Phytotherapeutica und dergleichen zur Verbesserung der Funktion von Darm, Niere und Lymphe.

## Individuelle Pilzdiät

Nachdem bei einer Pilzbelastung immer auch einzelne oder mehrere Lebensmittel im Sinne einer Unverträglichkeit beteiligt sind, sind diese diagnostisch herauszufinden (AK-Test) und während der Diät zu meiden (zum Beispiel Kuhmilchprodukte, Weizen, Hefe etc.). Meist ist es sogar notwendig, einzelne unverträgliche Lebensmittel länger vom Speiseplan zu streichen als es erforderlich ist die Pilzdiät durchzuführen.
Die Pilzdiät ist eine für einen bestimmten Behandlungszeitraum einzuhaltende Diätform, die darauf abzielt, den Pilzen die Lebensgrundlage zu entziehen, das Milieu im Darm zu verändern. Pilze

verstoffwechseln kurzkettige Kohlenhydrate, also Zucker. Dabei ist es vollkommen egal, woher diese stammen. Ziel der Pilzdiät ist es, kurzkettige Kohlenhydrate wie Getreide und Obst zu vermeiden.

| Vermeiden Sie bei der Pilzdiät | |
|---|---|
| Zucker: | jede Form von Zucker und alles was daraus hergestellt ist: weißer, brauner Zucker, Rohzucker, Traubenzucker, Honig, Ahornsirup, Birnendicksaft, etc. |
| Getreide: | vor allem Auszugsmehle und alle daraus hergestellten Speisen wie Brot, Gebäck, Kuchen, etc. beachten sie persönliche Unverträglichkeiten. |
| Früchte: | vor allem süße Früchte in allen Zubereitungsarten, auch als Säfte, Trockenfrüchte. |
| Alkohol: | in jeder Form. |

Anfänglich erfolgt dies in einer sehr strengen Form. Schrittweise – nach individuellem Therapiefortschritt – erfolgt die Wiederaufnahme von Kohlenhydraten in den Speiseplan.
Das Prinzip ist einfach, erfordert aber vom Einzelnen Konsequenzen in der Umsetzung. Vor allem müssen wir lernen, uns das Leben durch andere Dinge als Zucker zu versüßen. Oft liegt auch eine mentale Blockade vor, sodass Einzelne glauben, darauf nicht verzichten zu können und sich verängstigt die Frage stellen, was sie denn noch essen sollen?
Dieses schrittweise Hinführen von der industriell zerstörten Nahrung zu einer individuell gut verträglichen und gesunden Ernährungsform ist ebenfalls Ziel der Pilzbehandlung. Der Begriff „Diät" stammt vom Griechischen „DIAITA" und bedeutet so viel wie Lebensführung. Über eine grundlegende Änderung der Ernährungsweise wollen wir auch die Lebensweise ändern. Nur so erreichen wir die immer wieder erwähnte Milieuänderung als Basis gesunden Lebens. Die Pilzdiät ist daher eine einschneidende therapeutische Maßnahme, die idealerweise vom fachkundigen Arzt begleitet wird. Nachdem eine Pilzdiät untrennbar mit einer Darmreinigung verbunden ist, liegt eine Verbindung mit einer Therapie nach F.X. MAYR auf der Hand.

> Die Pilzdiät ist eine individuelle Diätform für einen bestimmten therapeutisch sinnvollen Zeitraum. Dabei gilt es, Zucker in Form von kurzkettigen Kohlenhydraten zu vermeiden und individuelle Lebensmittelunverträglichkeiten zu berücksichtigen.

# Pilzdiät und Therapie nach F.X. MAYR

Die Grundzüge einer MAYR'schen Behandlung entsprechen allen Anforderungen einer wirkungsvollen Pilztherapie. Demnach ist die Behandlung nach F.X. MAYR für uns ein unverzichtbarer Bestandteil einer Pilzbehandlung geworden.

## Die Prinzipien der Behandlung nach F.X. MAYR

- Schonung
- Säuberung
- Schulung

Diese therapeutischen Prinzipien sollen auch Grundlage einer Pilzdiät beziehungsweise Behandlung des Verdauungsapparates bei Pilzbelastung sein.

### Schonung

Kurzkettige Kohlenhydrate sowie allenfalls vorhandene Allergene beziehungsweise unverträgliche Lebensmittel sind zu vermeiden. Allgemein erzielen wir eine Schonung des Verdauungsapparates dadurch, dass die Nahrungsaufnahme reduziert wird. Dies erfolgt – je nach Notwendigkeit und ärztlicher Verordnung – in individuellen Abstufungen. Fasten im eigentlichen Sinn stellt die strengste Therapieform dar, bei der lediglich Flüssigkeiten wie Wasser, Kräutertees, Mineralwasser oder Basenbrühe zu sich genommen werden. Die Milchdiät beziehungsweise erweiterte Milchdiät sind Therapieformen, bei denen ein altbackenes Weißgebäck als Kautraining die Speichelproduktion anregt, um das löffelweise zu sich genommene Milchprodukt ordnungsgemäß verdauen zu können. **Für eine erfolgreiche Pilzdiät muss diese klassische Therapieform nach F.X. MAYR individuell abgeändert werden.** Bei Unverträglichkeit von Kuhmilch(produkten) sind entweder Schafsjoghurt oder die Basensuppe gute Alternativen. Anstelle des altbackenen Weißgebäckes eignet sich die Kartoffel hervorragend. Allerdings muss hier die Pflege der Esskultur besonders konsequent durchgeführt werden. Bei der Milden Ableitungsdiät (MAD) – der leichtesten Form einer Schonkost – werden mittags Hauptgerichte, welche durch Auswahl der Speisen und Zubereitungsform leicht bekömmlich sind, gereicht. Diese

Milde Ableitung ist auch Basis einer individuellen Pilztherapie, wie sie in Stufe 1 beschrieben wird.

### Säuberung

Säuberung bedeutet Reinigung des Organismus von innen und außen. Im Vordergrund steht die Darmreinigung mittels salinischen Wässern und bei Bedarf auch Einläufen. Dadurch erfolgt eine Elimination von Darmschlacken, welche zum Teil über einen längeren Zeitraum im Verdauungsapparat waren. Gleichzeitig wird durch diese Reinigung die Ausscheidungsfunktion des Darmes verbessert und es können in Folge Stoffwechselgifte, welche irgendwo im Körper zwischengelagert waren, durch eine Art Sogwirkung im Darm transportiert und ausgeschieden werden. Die Darmreinigung verändert zwangsläufig das Milieu im Darminneren, wodurch eine gesunde, für die ordnungsgemäßen Verdauungsvorgänge notwendige Bakterienflora wieder optimale Lebensbedingungen erhält. Pathogene Keime aber finden keine für ihr Wachstum notwendigen Nährstoffe und können daher nicht gedeihen.

- Ziel der Säuberung ist das Wiedererlangen der Selbstreinigungskraft des Organismus.

Die Säuberung ist daher notwendig, um einerseits Pilznester aus dem Verdauungsapparat zu entfernen und andererseits Giftstoffe (Pilztoxine) aus den Körperdepots auszuleiten.
Darüber hinaus unterstützt die ärztliche manuelle Bauchbehandlung die Reinigung des Darmes und in der Folge des gesamten Organismus in idealer Weise. Diese wird vom speziell in Diagnostik und Therapie nach F.X. MAYR ausgebildeten Arzt durchgeführt.

### Schulung

Schulung ist wichtig, vor allem um die Schonung zu erreichen und den Erfolg der Therapie im Alltag zu erhalten.
Die Schulung erfolgt durch:
die vom Arzt durchgeführte manuelle Bauchbehandlung sowie die Pflege der Esskultur nach F.X. MAYR. Dabei sollen die Kardinalfehler der Ernährung vermieden werden.

## Die Prinzipien der Behandlung nach F.X. MAYR

> **Kardinalfehler in der Ernährung**
> Es wird vielfach
> - zu schnell gegessen,
> - zu schlecht gekaut,
> - zu oft gegessen,
> - zu spät gegessen,
> - zu viel gegessen,
> - zu wenig getrunken,
> - zu sauer gegessen.

Es kann gar nicht oft genug betont werden, wie wichtig das richtige Essverhalten für die Ernährung ist. Gerade bei Pilzbelastungen ist für die Therapie – auch im Sinne einer Verbesserung der Ernährungssituation für die Zukunft – das Üben, Trainieren und Wiedererlernen dieses richtigen Essens wichtig. Im Detail bedeutet dies, die nachfolgenden Punkte zu beachten.

### Nehmen Sie sich Zeit zum Essen

Die „Mahlzeit" ist eine „heilige Zeit", bei der Sie sich nicht stören lassen sollten, nicht durch Radio, Fernsehen, Zeitunglesen oder andere „schlechte Nachrichten", die den Appetit verderben können. Planen Sie den Tagesablauf so, dass genügend Zeit zum Essen vorgesehen ist.

### Gut kauen

Jede Mahlzeit, alles was Sie essen, muss besonders gut gekaut werden. Nur so kann die notwendige mechanische Zerkleinerung der Speisen stattfinden.
Die Verdauungssäfte des Mundspeichels wirken einerseits als Starter für die Verdauung selbst und enthalten andererseits bereits ein Enzym, um vor allem die Kohlenhydratverdauung im Mund beginnen zu lassen. Zählen Sie am Anfang mit, kauen Sie jeden Bissen mindestens 30- bis 50-mal, sodass ein flüssiger Speise-Speichelbrei entsteht, erst dann hinunterschlucken!

### Drei Mahlzeiten pro Tag

Es reichen im Regelfall drei Mahlzeiten völlig aus. Bei Kindern, Rekonvaleszenten oder großem Hunger ist eine leicht bekömmliche Zwischenmahlzeit angebracht. Entsprechend unseren inneren Rhythmen, bei denen die Verdauungskraft als bestimmender Faktor der Bekömmlichkeit der Speisen am Abend am geringsten ist, ist die Abendmahlzeit die kleinste Mahlzeit. Vermeiden Sie am Abend schwer verdauliche Speisen wie Rohkost (Salat, Obst und Fruchtsäfte), Vollkornspeisen und dergleichen mehr, auch unabhängig von der Pilzdiät.

### Der richtige Zeitpunkt

Je früher die leicht bekömmliche Abendmahlzeit eingenommen wird, umso besser, denn „der Darm geht mit den Hühnern schlafen". Essen Sie so viel, dass ein angenehmes Sättigungsgefühl entsteht. Sie sollten nicht hungrig vom Tisch gehen, jedoch das Wechselspiel von Hunger und Sättigung beachten. „Aufhören, wenn es am besten schmeckt", ist eine alte Volksweisheit, die absolut richtig ist.
Geben Sie Ihrem Organismus auch Zeit, die aufgenommenen Speisen ordentlich zu verdauen. Dazu braucht er im Regelfall vier bis fünf Stunden. Vertrauen Sie Ihrem Körper, dass er sich wieder rechtzeitig, in Form eines Hungergefühls, melden wird.

### Die richtige Menge

Bereiten Sie lieber kleinere Mahlzeiten vor, um sich eventuell etwas nachholen zu können, wenn Sie nichts übrig lassen können. Nicht nach dem Sprichwort „Lieber den Magen verrenken, als dem Wirt was schenken", sondern ruhig aufhören zu essen, wenn der Organismus das erste Mal ein angenehmes Sättigungsgefühl meldet.
Jedes Zuviel und alles was dadurch nicht rechtzeitig und vollständig verdaut wird, fördert über Fehlverdauung ein Pilzwachstum.

### Ausreichend Trinken

Bereits im Alltag ist es wichtig, ausreichend zu trinken. Getränke müssen dem Körper frei verfügbare Flüssigkeit zur Verfügung stellen. Dazu sind in erster Linie Wasser, kurzgebrühte „blonde" Kräutertees sowie Mineralwasser mit wenig Kohlensäure geeignet. Keine Getränke in diesem Sinn sind Bohnenkaffee, Fruchtsäfte, Alkoholika und dergleichen. Für die Pilzbehandlung haben einige Kräutertees besondere Wirksamkeit (siehe Seite 33, Entgiftung).

Die Prinzipien der Behandlung nach F.X. MAYR

Außerdem ist für die Dauer der Pilztherapie ein erhöhter Flüssigkeitsbedarf gegeben, um die notwendigen Entgiftungsvorgänge zu unterstützen.

## Ausgewogen essen im Sinne des Säure-Basen-Haushalts

*„Das Säure-Basen-Gleichgewicht ist Voraussetzung für alle Stoffwechselfunktionen. Es ist Basis für alle Lebensvorgänge des Organismus, Grundvoraussetzung zur Erhaltung der Gesundheit und die entscheidende Kraft im Erkrankungsfall wieder rasch zu gesunden."*

Dr. med. M. Worlitschek

Der Säure-Basen-Haushalt spielt als grundsätzlicher Regulator überall im Organismus eine wichtige Rolle. Ein Missverhältnis hat auch entscheidenden Einfluss bei der Pilzerkrankung.
Für den Verdauungsvorgang im Darm ist ein basisches Milieu notwendig, um die Speisen vollständig und zeitgerecht verdauen zu können. Pilze stören dieses Gleichgewicht im Darm durch alkoholische Gärungsprozesse, wobei neben Alkohol noch Säuren und Gas produziert werden. Letztlich ist aber überall im Organismus ein basisches Milieu notwendig. Säuren sind aggressiv und zerstören funktionstüchtiges, lebendiges Gewebe. Im Bereich des Magens kennt jeder – zumindest vom Hörensagen – die Übersäuerung als Entzündung oder sogar als Magengeschwür. Mit den Lebensmitteln haben wir nun die Möglichkeit, den Säure-Basen-Haushalt in beide Richtungen zu beeinflussen. Saure Lebensmittel verstärken die Säurebelastung, basische Lebensmittel unterstützen die basische Seite. Daher ist es wichtig zu wissen, welche Lebensmittel SAUER und welche BASISCH sind. Hierzu folgende Übersicht:

## Säurespendende Lebensmittel
Säurespendende Lebensmittel enthalten vor allem nicht metallische Mineralstoffe wie Phosphor, Chlor oder Schwefel in Verbindungen. Dazu gehören

- Tierisches Eiweiß (Fleisch, Fisch und Käse)
- Milchprodukte (Topfen, Quark oder Käse)
- Pflanzliches Eiweiß (Getreide)
- Genussmittel (wie Alkohol, Bohnenkaffee, Nikotin)
- saure und exotische Südfrüchte
- Industriekost und -getränke
- erhitzte Öle und darin Gebratenes

Gering säurespendend bis neutral hingegen sind Butter, Naturjoghurt, Acidophilusmilch sowie milchsauer Vergorenes.

### Basenspendende Lebensmittel

Diese enthalten vor allem Kalium, Natrium, Calcium, Magnesium und Eisen als Mineralstoffe. Dazu gehören praktisch alle

- **Gemüsesorten** (vor allem die **Kartoffel**),
- reifes heimisches **Obst**,
- heimische **Gewürze** und **Wildkräuter**,
- **Milch** und **Sahne**,
- kaltgepresste **Pflanzenöle**.

Eine ausgewogene Ernährung im Sinne des Säure-Basen-Haushaltes bedeutet nicht, dass Sie auf Fleisch, Fisch oder andere säurespendende Lebensmittel völlig verzichten müssen. Es bedeutet nur, diese immer mit basenspendenden Lebensmitteln zu kombinieren, zum Beispiel zu Fleisch oder Fisch immer Gemüse, Kartoffel, nicht Reis oder Getreide. Die Mahlzeit besteht zu einem Drittel aus Fleisch oder Fisch und zu zwei Dritteln aus Gemüse. Außerdem gibt es nicht täglich Fleisch oder Fisch als Hauptmahlzeit. Nicht nur für die Pilzdiät, sondern auch langfristig ist eine Reduktion vor allem von kurzkettigen Kohlenhydraten notwendig.

### Übersicht sinnvoller Lebensmittelkombinationen im Säure-Basen-Gleichgewicht

| SAUER | BASISCH |
|---|---|
| Fleisch | Gemüsebrühe |
| Fisch | Gemüsesuppe / -sauce |
| Getreidespeisen | Kartoffeln, Gemüse |
| Teigwaren | Gewürzkräuter |
| Topfen (Quark), Käse | Kaltgepresste Pflanzenöle |
| Tierische Fette und Öle | Reifes, heimisches Obst |

Ob letztlich durch die aufgenommenen Lebensmittel eine saure oder basische Stoffwechsellage entsteht, entscheiden die Verhältnisse im Organismus, vor allem im Verdauungsapparat. Hier wiederum ist die individuelle Verdauungskraft der entscheidende Parameter (siehe Therapie nach F.X. MAYR).

Die basenspendenden Lebensmittel, allen voran die Rohkost (Salat, Obst, Fruchtsäfte), werden, sofern sie nicht vollständig verstoffwechselt werden, durch Gärung zu einer sauren Stoffwechselsituation führen. Wir sprechen dann von der „Umkehrwirkung von basischen Lebensmitteln".

Ebenso bewirken raffinierte Kohlenhydrate (Fabrikzucker, Weißmehl und deren Produkte) durch Entzug von Mineralstoffen eine saure Stoffwechselsituation. Daher bezeichnen wir diese industriell hergestellten Lebensmittel als „Basenräuber oder Mineralstoffräuber".

■ Ohne Übersäuerung keine Pilzerkrankung!

> Bei den verschiedenen Stoffwechselvorgängen entstehen Säuren immer nur als Zwischen- oder Endprodukte. Diese müssen dann vom Organismus neutralisiert und ausgeschieden werden. Niemals entstehen Basen als Stoffwechselprodukte. Der Organismus ist also auf die Zufuhr von Basen durch die Ernährung beziehungsweise in Form von Nahrungsergänzungsmitteln angewiesen (orthomolekulare Medizin).

Betrachten wir die heutige durchschnittliche Ernährung aus oben erwähnten Gesichtspunkten, so wird ersichtlich, dass eine „säureüberschüssige" Ernährung vorliegt. Viel Fleisch, Fisch und Käse bringen enorme Säuremengen in den Körper, raffinierte Kohlenhydrate reduzieren darüber hinaus die Basenreserven und schlechte Essgewohnheiten verlängern die Verweildauer im Verdauungsapparat und führen zur Gärung – insgesamt ideale Bedingungen für ein Pilzwachstum am Boden einer Übersäuerung.

■ Diesen Kreislauf zu durchbrechen ist unser Anliegen in der Therapie.

Pilzdiät und Therapie nach F.X. MAYR

**Die Regeln müssen befolgt werden**

> Für diese einfachen Grundregeln ist jeder selbst verantwortlich. Die Befolgung dieser Regeln hat entscheidenden Einfluss auf den Erfolg der Behandlung und ist primär unabhängig vom aufgenommenen Lebensmittel. Ausgestattet mit diesem Grobgerüst wenden wir uns der weiteren Pilzbehandlung zu, die jedoch dann viel einfacher wird und rascher zum gewünschten Erfolg führt.
>
> Ob im Einzelfall eine strenge Fastentherapie nach F.X. MAYR durchgeführt oder ein milderer Weg der Behandlung gewählt wird, entscheidet der speziell ausgebildete MAYR-Arzt gemeinsam mit dem Patienten unter Berücksichtigung aller Vor- und Nachteile der einzelnen Therapieformen. Grundsätzlich gilt, dass bei strenger Kurdurchführung der Zeitraum der notwendigen Therapie kürzer ist, aber auch mit mehr „Entgiftungsreaktionen" gerechnet werden muss. Daher bitte nur nach Rücksprache mit dem behandelnden Arzt die Therapie beginnen.

Eine wirkungsvolle Pilztherapie wird nach den Grundsätzen einer Therapie nach F.X. MAYR durchgeführt. Durch die Schonung wird eine Regeneration des gesamten Organismus ermöglicht. Unverträglichkeiten einzelner Lebensmittel werden berücksichtigt. Die Säuberung bringt eine Ausscheidung alter Stoffwechselschlacken und befreit so auch von Pilzgiften. Die Schulung im Sinne der Pflege der Esskultur gewährleistet eine dauerhafte Veränderung der Ernährungs- und Lebensweise.

## Therapieversager

Eine gut geführte Pilztherapie führt in circa vier bis sechs Wochen zum gewünschten Erfolg. Dies bedeutet, dass die Mehrzahl der Symptome deutlich besser beziehungsweise nicht mehr vorhanden sind. Das subjektive Befinden ist ebenso wie der objektive Bauchbefund nach MAYR deutlich gebessert. Blähungen sind nicht mehr oder nur gering vorhanden. Im AK-Test zeigt sich im Muskeltestergebnis weder eine Veränderung durch Provokation durch Candida Antigen, noch durch verschiedene Pilzmittel.

Man darf jedoch nicht erwarten, dass ALLE Lebensmittelunverträglichkeiten ebenfalls in dieser Zeit verschwunden sind. Meist wird jedoch Hefe bereits wieder vertragen, Milch(produkte) und/oder Weizen beziehungsweise andere Lebensmittel brauchen mehr Zeit und weitere therapeutische Unterstützung.

Nachdem eine Pilzbelastung nie „Ursache", sondern immer „Folge von" ist, empfiehlt es sich, auch immer nach diesen Hintergründen zu forschen. Die fehlerhafte, einseitig kohlenhydratbetonte Ernährung ist sicher ein Hauptfaktor, aber keineswegs der einzige. Im Folgenden finden Sie einige Möglichkeiten (ohne Anspruch auf Vollständigkeit) angegeben, warum eine Pilztherapie (noch) nicht erfolgreich war. Dann empfiehlt es sich, diese Störeinflüsse möglichst rasch zu beseitigen.

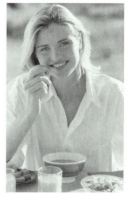

*Gesunde Ernährung ist wichtig für's Immunsystem*

### Mineralstoffdefizit

Bei unzureichender Substitution oder zu kurzer Gabe notwendiger Mineralstoffe, Spurenelemente und Vitamine kehrt der Organismus relativ rasch wieder ins Ungleichgewicht zurück. Die Regeneration des Immunsystems, der Säure-Basen-Haushalt u.v.m. hängen davon ab. Genaue Analysen geben Auskunft über den aktuellen Zustand und Bedarf orthomolekularer Substanzen. Nach entsprechender Ergänzung geht es meist leichter und rascher.

### Lebensmittelunverträglichkeiten nicht erkannt

Während der Pilztherapie geht es zwar rasch besser, danach kehren die Beschwerden jedoch bald wieder. Die Schonung war zwar während der Therapie ausreichend, um offensichtliche Beschwerden (Blähungen) zu reduzieren, nicht jedoch um eine grundlegende Änderung herbeizuführen. Kontrolle der Unverträglichkeiten und Beachtung derselben über einen längeren Zeitraum sind notwendig.

### Nicht optimale Medikation

Nicht alle Pilzmedikamente sind – auch bei objektiv guter Wirkung gegenüber Pilzen – für jedermann gleich geeignet. Hier ermöglicht die AK-Testung ein individuelles Vorgehen.

Durch einen Wechsel der spezifischen Medikamente wird ein Gewöhnungseffekt der Candida gegenüber der gewählten Arznei verhindert. Die Rotation der Lebensmittel ebenso wie die der Arzneien verbessert die Effektivität der Therapie und sichert den Langzeiteffekt.

### Nasen – Nasennebenhöhlenbefall

Öfter als gedacht finden wir auch einen Pilzbefall in Nase und Nasennebenhöhlen. Nach durchaus konsequenter Darmbehandlung kommt es zu einer Reinfektion aus nicht oder unzureichend behandelten Nebenhöhlen. Inhalationen, nasale Reflextherapie, Ölziehen etc. helfen hier relativ rasch.

### Schimmelpilzbelastung

Schimmelpilze können – sofern sie zum Beispiel im Wohnbereich (Schlafzimmer, Badezimmer) vorkommen – eine permanente Stressbelastung darstellen. Auf diese Art schwächen sie das Immunsystem, reduzieren Mineralstoffe und schon fängt der Teufelskreis wieder an. Hier ist eine Sanierung des befallenen Wohnbereichs unbedingt notwendig, um langfristig eine Entlastung herbeizuführen.

### Umweltbelastungen

Ähnliches wie für Schimmelpilze gilt auch für klassische Umweltgifte. Im Wohnbereich sind es oft chlorierte Kohlenwasserstoffe, Formaldehyd oder Ähnliches. Auch starke berufliche Exposition gegenüber solchen Chemikalien kommt vor. Zudem ist auf Pflanzenschutzmittel, Insektizide und dgl. als „Nervengift" zu achten.

### Quecksilber – Amalgam

Quecksilber aus Amalgamfüllungen gehört wohl zu den häufigsten Störfaktoren einer umfassenden Gesundung. Neben einer Beeinträchtigung des Immunsystems wirkt Quecksilber direkt antibiotisch, d.h. es beeinflusst unmittelbar die Darmflora. Eine veränderte Darmflora begünstigt Pilzwachstum.

Die Zahnsanierung ist – wenn auch manchmal langwierig und kostspielig – hier unbedingt notwendig, um langfristig einen guten, stabilen Gesundheitszustand zu garantieren.

## Zahnstörfelder
„An jedem Zahn hängt auch ein Mensch".
Aus der chinesischen Medizin wissen wir, dass jeder Zahn mit einem Regelkreis des Akupunktur-Meridian-Systems korrespondiert. Für den Verdauungsapparat sind es hauptsächlich die Backenzähne, grundsätzlich gilt dies jedoch für alle Zähne. Störend können zum Beispiel Entzündungen der Zahntaschen, Wurzelfüllungen, Entzündungen im Kieferknochen, tote Zähne u. ä. wirken. Solche „Beherdungen" können die Therapie blockieren. Durch genaue Untersuchung – wieder mittels AK – lassen sich oft Ort und Art der Störung herausfinden. Nach Behandlung derselben bessern sich sowohl die lokalen Beschwerden als auch die Pilzbelastung. Nicht unerwähnt sollte bleiben, dass Störungen des Darmes auch auf den Zahnbereich wirken, sodass hier erst die Darmsanierung Abhilfe schafft.

## Emotionaler Stress
Starke emotional-mentale Belastungen führen manchmal zur „Flucht in die Krankheit". Mangel an Zuwendung und Anerkennung sind hier ebenso zu nennen wie Schicksalsschläge, mit denen der Einzelne nur schwer fertig wird. Aber auch die Vorstellung, dass „sowieso nichts hilft", „alles umsonst ist" oder „mich sowieso keiner versteht", verhindert eine gesundheitliche Verbesserung.
Hier sind einfühlsame Gespräche, positives Denken und Motivation notwendig, solche emotionalen Blockaden aufzubrechen. Auch eine Bachblüten-Therapie oder die Gabe homöopathischer Arzneien unterstützen hier den Prozess der notwendigen emotionalen Veränderung.

## Parasiten
Parasiten sind wie Bakterien, Viren und Pilze normale Lebewesen unserer Umwelt. Wenn auch unter Parasiten häufig der „Wurmbefall" verstanden wird, so ist dieser zwar häufig, aber auf Grund der vielen Auslandsreisen ist heute eine Vielzahl von Parasiten bei uns feststellbar. Dies ist nicht automatisch mit „schlechten" hygienischen Verhältnissen gleichzusetzen, sondern kann heute praktisch jedermann/frau treffen. Man muss sogar davon ausgehen, dass circa – 25 % der Bevölkerung Parasiten haben. Für Tierbesitzer ist es völlig selbstverständlich, das ihr „Liebling" regelmäßig entwurmt wird. Erfolgt dies nicht, verliert das Fell an Glanz, das Tier wirkt „irgendwie verändert" – von aggressiv bis apathisch – oder entwickelt andere Auffälligkeiten, welche wir

als allergisch bezeichnen würden. Nach der Entwurmung ändert sich der Zustand meist schlagartig.

Gerade bei wiederkehrenden Pilzerkrankungen ist an eine zusätzliche parasitäre Belastung zu denken, deren Behandlung dann vor der nächsten Pilzbehandlung durchzuführen ist. Hierzu stehen heute eine Reihe von ausgezeichneten Medikamenten zur Verfügung. Allerdings ist auch hier mit einer längeren Behandlung zu rechnen. Dies ist in der Natur der Parasiten begründet, welche sich in unterschiedlich langen Generationszyklen vermehren. Mit der Therapie werden immer nur die lebendigen, aktiven Parasiten bekämpft. Es kann also gut sein, dass die Behandlung über mehrere solcher „Lebenszyklen" erfolgt. Gerade bei Kindern und Jugendlichen sollte bei wiederkehrender Pilzsymptomatik unbedingt auf Parasiten untersucht werden.

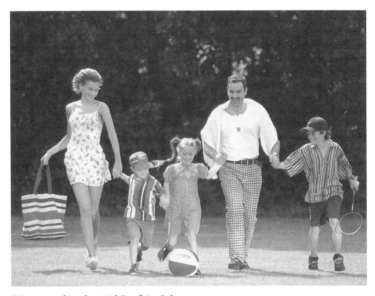

*Wer gesund ist, hat viel Spaß im Leben*

# Wie beuge ich einer Pilzinfektion vor?

Im Zuge jeder Pilzbehandlung stellt der Patient die Frage, ob seine Pilzerkrankung wiederkommen kann. Unisono die Antwort: „Das hängt von Ihrem Verhalten ab!"
Durch keine Maßnahme wird es uns gelingen, Pilze von ihrem natürlichen, naturgemäßen Platz zu eliminieren. Darum geht es auch nicht – das ist nicht Ziel einer Pilzbehandlung. Vielmehr ist das Ziel, die Menschen zu einer Neuorientierung ihrer Lebens- und Ernährungsweise zu führen.

## Ernährung als aktive Gesundheitsvorsorge

Pilze sind, wie mehrfach betont, immer nur Symptom, nie Ursache. Die Ursache, dass Pilze Krankheitscharakter erlangen können, liegt – sehen wir von intensivmedizinischen Notfallpatienten ab – meist in einer falschen, krank machenden und vor allem nicht der Individualität des Menschen entsprechende Lebensführung. Dies gilt es zu ändern. Hierbei ist die Pilztherapie der erste einschneidende Schritt dazu!

- „Wir können uns durch das tägliche Essen krank machen oder auch stark und gesund erhalten." (Paracelsus)

Durch entsprechende Aufklärung und Information wird die anfängliche Sorge und Frage „Was kann ich dann noch essen?" rasch beantwortet. Die in diesem Buch beschriebenen Speisen lassen erkennen, dass eine „Diät" auch schmackhaft und abwechslungsreich sein kann. Überhaupt ist uns dies ein besonderes Anliegen! Wenn nämlich das, was wir an gesunden Speisen empfehlen, nicht mindestens gleich gut schmeckt wie das Bisherige, wird niemand gewillt sein, sich gesund zu ernähren. Außerdem müssen die Speisen gut bekömmlich sein. Ein Umstand, der in manchen Bereichen ein Umdenken in Auswahl und Zubereitung der Speisen erfordert. Durch geeignete – im Rezeptteil beschriebene – Küchentechnik lassen sich die Speisen schonend, werterhaltend und bekömmlich zubereiten, sodass sie vom Verdauungsapparat auch vollständig verarbeitet werden können.

- „Eine gesunde Ernährung ist immer eine individuelle Ernährung."

## Wie beuge ich einer Pilzinfektion vor?

**Die Pflege der Esskultur ist besonders wichtig**

Unser Anliegen ist es, dass jeder erkennt, wo seine Grenzen in der eigenen Leistungsfähigkeit des Verdauungsapparates sind. Der eigene Körper bestimmt nämlich durch die Verarbeitung der Lebensmittel, ob und wie sie in uns wirken. Die Pflege der Esskultur steht an oberster Stelle der gesunderhaltenden Maßnahmen, für die jeder selbst verantwortlich ist! Nicht nur belastende Lebensmittel und einseitige Ernährung führen zu gesundheitlichen Schäden, sondern auch Gewohnheiten, die F.X. Mayr „Kardinalfehler der Ernährung" genannt hat (siehe Seite 43). Diese sind für die Entwicklung chronischer Erkrankungen sogar höher zu bewerten als alle anderen Faktoren.

Eine der Aufgaben des Verdauungsapparates ist es, die aufgenommenen Lebensmittel so zu be- und verarbeiten, dass sie vom Organismus aufgenommen werden können und somit für den Stoffwechsel zur Verfügung stehen. Dabei muss beachtet werden, dass der menschliche Organismus auf seine Individualität größten Wert legt. Dies zeigt sich vor allem im Bereich der Eiweißverdauung: Jeder Mensch hat sein eigenes Eiweiß und toleriert nur dieses; andere Eiweißstrukturen werden durch unser Immunsystem erkannt und abgewehrt. Grundsätzlich ist es richtig, dass wir möglichst natürliche beziehungsweise naturbelassene Lebensmittel zu uns nehmen sollen. Aber – und dies ist besonders wichtig – wir müssen sie so verarbeiten können, dass diese Lebensmittel uns auch zugute kommen können! Lebensmittel sollen nicht nur Nährstoffe bringen, sondern auch „lebendig" sein. Die Aufgabe des Verdauungsapparates ist es nun, sie dieser „Lebendigkeit" (entspricht der Individualität des Lebensmittels) zu entkleiden, damit unser menschlicher Organismus sich davon ernähren kann. Ist der Verdauungsapparat aufgrund vorübergehender Leistungsminderung (tageszeitliche Schwankungen), gesundheitlicher Belastung (Rekonvaleszenz) oder Überforderung durch ein Überangebot an Nahrungsmitteln nicht in der Lage, die Nahrungsmittel vollständig und somit ordnungsgemäß zu verdauen, so wird das Zuviel durch Gärung oder Fäulnisprozesse abgebaut. Damit ist der Beginn einer intestinalen Autointoxikation gegeben, auf deren Boden sich leicht eine Pilzerkrankung entwickeln kann.

■ **Dies zu verhindern ist Aufgabe einer gesunden Ernährungs- und Lebensweise!**

Mit Beginn einer Pilztherapie wird auch der Tagesablauf neu oder zumindest anders strukturiert. Es werden die tageszeitlichen und individuellen Leistungsunterschiede berücksichtigt und Wert auf die Pflege der Esskultur gelegt. Durch das eigene Erleben dieser positiven Wirkung soll jeder motiviert werden, diese Rhythmen verstärkt zu beachten. Durch solche einfachen Rhythmen wird nämlich ein Großteil der Regulationsvorgänge unseres Organismus gesteuert. Diese Regulationsvorgänge haben auch entscheidenden Einfluss auf die Gesunderhaltung unseres Körpers, nicht nur im physischen, sondern auch im geistig-seelischen Bereich. Vor allem auch die Reinigung, Entgiftungs- und Regenerationsvorgänge unterliegen diesen Rhythmen und wirken unterstützend auf das Immunsystem, welches bei Pilzbelastungen entscheidend miteinbezogen ist. Durch regelmäßiges Entgiften verhindert man, dass zuviel Stoffwechselschlacken im Körper liegen bleiben und die Abwehrmechanismen blockieren. Regelmäßiges Fasten (in individuell abgestufter Form) ist unabdingbare Notwendigkeit für die Gesunderhaltung. Bis vor wenigen Jahren oder Jahrzehnten war dies auch noch eine absolute Verständlichkeit. Wenn das Fasten auch kirchlich geboten war, hatte es hervorragende gesunderhaltende Wirkung für jedermann. Seit dem Wegfall dieser natürlichen Reinigungsfunktion des Stoffwechsels können wir eine deutliche Zunahme von Erkrankungen registrieren, die mit einer Verschlackung einhergehen. Der menschliche Organismus wird mehr und mehr zu einem Zwischen- und Endlager verbrauchter Stoffe, die den Körper nicht mehr verlassen können.

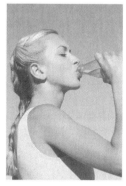

*Viel trinken unterstützt die Entgiftung*

Bei der Auswahl der einzelnen Lebensmittel werden neben den individuellen Verträglichkeiten selbstverständlich die Vorlieben jedes Einzelnen berücksichtigt. Naturbelassene, biologisch wertvolle Lebensmittel und solche aus artgerechter Tierhaltung werden bevorzugt verwendet. Anstelle von häufigem Genuss von tierischem Eiweiß (Fleisch, Fisch und Käse) werden öfter Getreidespeisen gegessen, wobei feinst gemahlenes Getreide möglichst frisch verarbeitet werden sollte. Fleisch und Fisch wird immer mit Gemüse beziehungsweise Kartoffeln kombiniert. Hochwertige kaltgepresste Pflanzenöle werden anstelle von tierischen Fetten beziehungsweise Billigspeiseölen verwendet (siehe Richtlinien des Säure-Basen-Haushaltes).

Wenn wir im Zuge einer Pilztherapie die Zusammenhänge verständlich machen, fällt der zeitweilige Verzicht einzelner Lebensmittel nicht mehr schwer. Die langfristige Abkehr von raffinierten Kohlenhydraten (Zucker, Weißmehl) wird durch die entsprechende Information fast zur Selbstverständlichkeit. Durch die Pilztherapie erlangt der Organismus eine natürliche Sensibilität für Dinge, die ihm gut tun beziehungsweise ihn schwächen. So erkennt der Patient rasch die Problematik des raffinierten Zuckers und seine Auswirkungen auf den Organismus körperlich und seelisch. Er lernt in der Folge, sich das Leben durch andere Dinge zu versüßen. Allerdings wäre – und dies muss betont werden – ein Fanatismus bei Ernährungsregimen mit einer Fülle von Verboten fehl am Platz.

Der Organismus hat im Normalfalle eine Reihe von Kompensationsmechanismen. Diese wieder zu verstärken ist Ziel der Behandlung. Wenn im Anschluss an eine abgeschlossene Pilztherapie die beschriebenen Grundsätze von Esskultur und Auswahl der Lebensmittel Anwendung finden, so ist durchaus ein „Ausrutscher" vertretbar. Dann aber mit Genuss und nicht mit schlechtem Gewissen und Vorwürfen, etwas Falsches getan zu haben. Wir wissen um die Zusammenhänge und handeln danach, auch im Bewusstsein, dass von einem einmaligen „süßen Genuß" noch kein Pilz wächst. Auch hier ist es erst das „Zu viel" und „Zu oft", das den Boden für Pilze bereitet.

Der mit diesen Informationen in die Eigenverantwortung entlassene „Pilzpatient" wird sein Leben derart gestalten, dass es zu keiner wiederholten Erkrankung kommt!

## Allgemeine gesundheitserhaltende Maßnahmen zur Vorbeugung von Pilzerkrankungen

Neben der Ernährung gibt es zahlreiche Faktoren, die Einfluss auf die Gesundheit haben. Es können hier nur einige besonders wichtige Einflüsse behandelt werden, was nicht bedeutet, dass andere Faktoren für die Gesundheit des Einzelnen unbedeutend sind.

### Immunsystem

Eine besondere Rolle spielt das Immunsystem. Auch hier ist wieder die Ernährung zu nennen, die die notwendigen Mineralstoffe, Spurenelemente und Vitamine für die Immunfunktion liefert. Vielfach wird es mit der Ernährung alleine aber nicht mehr gelingen, alle notwendigen Stoffe zuzuführen, sodass eine medikamentöse Supplementierung (orthomolekulare Medizin) erfolgen kann. Mineralstoffe, Spurenelemente und Vitamine werden vom erfahrenen Arzt entsprechend vorher durchgeführten Tests (La-

boruntersuchung, Applied Kinesiology-Test) individuell verabreicht. Außerdem lassen sich mit einfachen – für jeden leicht durchzuführenden – Maßnahmen die Abwehrfunktionen unterstützen. Hierzu zählen in erster Linie eine vernünftige Bewegung (nicht sportiver Freizeitstress!), Sauna, Kneippen etc.
Zusätzlich können vom behandelnden Arzt naturheilkundliche Therapiemaßnahmen angewendet werden, wie sie auf Seite 35 und folgende beschrieben wurden.

## Hygiene

Hygienische Maßnahmen gehören sowohl zur Behandlung einer Pilzerkrankung als auch zur Prophylaxe vor Reinfektionen. Dies betrifft nicht nur die tägliche Körperpflege, sondern auch die partnerschaftliche Intimpflege sowie den Mund- und Zahnbereich. Gerade der Zahnbereich erfordert intensive Reinigung und Pflege, nicht nur aus Gründen eines möglichen Pilzbefalls. Allerdings sollte bei Pilzbefall die Zahnbürste öfter gewechselt werden. Prothesenträger achten darauf, dass die Reinigungslösung auch gegen Pilzbefall gerichtet sein muss. Das Ölziehen kann über einen längeren Zeitraum die Reinigungs- und Entgiftungsfunktionen unterstützen.

## Schwermetalle

Schwermetalle, allen voran Quecksilber, Blei und Cadmium, belasten den Organismus auf unterschiedlichste Weise. Das Immunsystem, der Säure-Basen-Haushalt, die Darmflora, die hormonelle Balance sind nur exemplarisch genannt, bei denen es zu Störungen durch Schwermetalle kommt. Schwermetalle sind einige der wichtigsten Belastungsfaktoren, welche den Boden für eine Pilzbelastung bereiten können. Im Zuge einer Pilztherapie muss daher immer eine eventuell vorhandene Schwermetallbelastung erkannt und individuell behandelt werden.
Quecksilber ist Bestandteil von Amalgamfüllungen, die bei kariösen Zahndefekten verwendet werden. Eine Belastung mit Quecksilber kommt zu 90 % von den Zahnfüllungen und nur zu circa 10 % über quecksilberhaltige Nahrungsmittel (Fisch). Quecksilber wird durch ständigen Abrieb beim Kauen in den Körper aufgenommen und blockiert so viele Körperfunktionen. Daher steigt auch der Gehalt an Quecksilber im Organismus mit der Anzahl und Oberfläche der Amalgamfüllungen.
Bei Quecksilberbelastungen sollte im Idealfall einerseits die Entfernung der Amalgamfüllungen aus dem Zahnbereich erfolgen sowie andererseits eine Ausschwemmung aus den Körperdepots.

Wie beuge ich einer Pilzinfektion vor?

Diese erfolgt mit so genannten Chelatbildnern, welche Quecksilber und andere Schwermetalle binden und ausscheiden. Gleichzeitig werden notwendige Mineralstoffe, allen voran Zink und Selen, dem Körper zugeführt.

**Schwermetalle sind Wegbereiter für Immunschwächen**

Langfristig ist eine Mund- und Zahnhygiene anzustreben, bei der keine Karies entstehen kann. Alte bestehende Zahndefekte werden mit individuell verträglichen Materialien versorgt.

Blei ist leider durch die industrielle Nutzung zu einem ubiquitären Umweltgift geworden. Bis vor wenigen Jahren wurde es noch als Beimengung in Kraftstoffen verwendet, außerdem als Rohmaterial für Wasserleitungsrohre, Farben, Düngemittel, Schädlingsbekämpfungsmittel usw. und gelangt so auch heute noch über die Atmungs- und Nahrungskette in den menschlichen Organismus. Kinder sind durch die höhere Aufnahme in die Lunge mehr gefährdet als Erwachsene. Bleibelastungen wirken sich ähnlich aus wie die von Quecksilber, hinzu kommt die Anreicherung in den Knochen.

Cadmium finden wir vor allem im Zigarettenrauch, aber auch in Farben, Düngemitteln und Batterien. Auch beim Cadmium steht die Blockierung von Stoffwechselvorgängen im Vordergrund, die zu umfangreichen Beschwerden führen können.

Bei allen Arten von Schwermetallbelastungen gilt, dass diese in erster Linie als chronische Belastung der Wegbereiter von Immunschwächen sind. Über diesen Mechanismus haben sie indirekt Anteil an Pilzerkrankungen. Zusätzlich sind Pilze Speicher für Schwermetalle, allem voran Quecksilber (vielleicht sind einige „Pilzsymptome" eigentlich Symptome begleitender Schwermetallbelastungen!).

Therapeutisch gilt bei Verdacht auf Schwermetallbelastungen das gleiche Vorgehen, wie bei Quecksilber beschrieben wurde – Messen der Körperdepots und gegebenenfalls Ausschwemmen bei gleichzeitiger Mineralstoffsubstitution.

■ Die Reduktion bestehender Schwermetallbelastungen gehört heute zu den wichtigsten präventivmedizinischen Maßnahmen.

### Psychische Faktoren

Psychische Faktoren können an der Entstehung jeder Erkrankung, so auch bei der Pilzerkrankung, mitbeteiligt sein. Vielfach ist es ein emotionaler Stress, der uns bis ins Körperliche erschüttert, der vor allem, wenn er länger anhält, zum entscheidenden

## Allgemein gesundheitserhaltende Maßnahmen zur Vorbeugung von Pilzerkrankungen

Faktor werden kann. Denken wir nur an die Überforderung von Kindern in der Schule oder später am Arbeitsplatz, Missstimmung unter Kollegen, Probleme mit Vorgesetzten etc. Wir wissen heute um die unmittelbare Beeinflussbarkeit des Immunsystems durch die Psyche, sodass sich in der Medizin ein eigenes Fachgebiet etabliert hat, die Psychoimmunologie.

**Das Immunsystem wird auch psychisch beeinflusst**

In der deutschen Sprache finden wir diese Zusammenhänge in unzähligen Sprichwörtern, wie „Ich bin sauer", oder „Ich habe die Nase voll von dir" beziehungsweise „Ich kann den/die nicht mehr riechen!".

Diese Sätze drücken körperliche Beschwerden durch emotionalen Stress aus. Und noch ein Faktor ist hier zu erwähnen.

In der Natur wachsen Pilze auf absterbendem Material. Ihre Aufgabe ist es, absterbendes beziehungsweise abgestorbenes organisches Gewebe abzubauen, damit neues Leben entstehen kann.

Wir sollten daher versuchen, emotional Absterbendes, Abstumpfendes in allen Bereichen des Lebens zu vermeiden, auch wenn es oft nicht leicht fällt. Der Patient muss sich seinem psychischen Problem stellen und ein positives Denken entwickeln.

Die Mykose ist ein Aufruf der besonderen Art, sein Leben zu verändern. Weg vom Degenerierten, Absterbenden, hin zum aktiv positiven Denken unter Berücksichtigung seiner naturgemäßen Individualität.

---

Wir haben es in der heutigen Zeit vermehrt mit Umweltbelastungen zu tun durch:

1. Schadstoffe in der Luft
2. Chemikalien in Putzmitteln, Kosmetika, Waschmitteln usw.
3. Wohngifte wie Holzschutzmittel, Formaldehyd, Kleber, Insektizide
4. Pestizide in Gemüse, Getreide, Obst, Salat, Tee
5. Zusatzstoffe in Form von Farbstoffen, Konservierungs-, Verdickungs-, Veredelungs- und Haltbarmachungsmitteln in Lebensmitteln

Daher ist es besonders wichtig, die Lebensmittel als Grundlage einer gesunden Ernährung möglichst naturbelassen und unbehandelt – aus biologischem Anbau und artgerechter Tierhaltung – zu sich zu nehmen!

## Durchführung Ihrer persönlichen Pilz-Diät

Wir beginnen mit einer strengen Diät, bei der vollständig auf kurzkettige Kohlenhydrate verzichtet wird. Es werden anfänglich hauptsächlich Kartoffel- und Gemüsegerichte gegessen, später langsam auch wieder kohlenhydrathaltige Lebensmittel.

▪ **Wichtig:** Individuelle Lebensmittelunverträglichkeiten müssen erkannt und berücksichtigt werden.

Nach erfolgreicher Diät und Therapie werden oft diese anfänglich unverträglichen Lebensmittel – wenn auch nach unterschiedlich langer individueller Karenz – wieder gut vertragen. Es ist also wichtig eine Allergenkarenz einzuhalten, um den Schoneffekt und dadurch die Heilwirkung zu erzielen.
Den Wechsel der einzelnen Diätstufen, welcher normalerweise jeweils sieben bis zehn Tage durchgeführt wird, entscheidet der behandelnde Arzt nach individuellem Therapiefortschritt.

### Praktische Durchführung

Grundsätzlich empfehlen wir Gemüse aus biologischem Anbau und Fleisch sowie Fisch aus artgerechter Tierhaltung.

### Küchentechnik
Bei der Küchentechnik wird besonders darauf geachtet, dass alle Garmethoden vermieden werden, die Speisen schwer verdaulich machen. Schonende Garmethoden wie Dünsten oder Dämpfen, Braten in Folie und das Binden von Suppen und Saucen mit Gemüse wird im Rezeptteil beschrieben. Der Auswahl von wertvollen Lebensmitteln in bestmöglicher Harmonie wird größte Bedeutung geschenkt.
Unserer Erfahrung nach sind bei Pilzbelastung häufig Hefe, Kuhmilchprodukte und Weizen unverträglich. Daher finden Sie im Rezeptteil hauptsächlich Speisen ohne diese Lebensmittel, wobei Kuhmilchprodukte durch Schafmilchprodukte und bei Verträglichkeit Sojamilch ersetzt werden. Statt Butter wird die Pflanzenmargarine Alsan-S verwendet. Sollten diese Unverträglichkeiten wegfallen, kann bei allen Rezepten Sahne statt Schafsmilch und Butter statt Alsan-S verwendet werden. Die Rezepte ändern sich dadurch nicht.

## MAYR-Therapie
Die individuelle Pilz-Diät richtet sich nach den Grundsätzen einer Therapie nach F.X. MAYR.

- Pflegen Sie die Esskultur. Negativer Stress wirkt stark säuernd, weshalb sie ihn bei der Nahrungsaufnahme vermeiden sollten. Fernsehen, Radio, Zeitunglesen während des Essens behindern den Stoffwechsel.
- Gutes Kauen und Einspeicheln, in Ruhe essen, sich nicht durch zu viel überfordern oder zu spät am Abend zu essen sind wichtige Maßnahmen, die gewährleisten, dass die aufgenommenen Lebensmittel auch ordnungsgemäß verdaut und verstoffwechselt werden.
- Auf die Tageszeiten achten.

- Ein Nichtbeachten dieser Grundsätze führt zur Überforderung des Verdauungsapparates, zu Fehlverdauung und somit wieder zur Übersäuerung.

## Säure-Basen-Gleichgewicht
Die Grundsätze des Säure-Basen-Haushalts beachten:

- Basenspendende Lebensmittel essen: Am besten täglich Gemüse.
- Der Anteil an säurespendenden Speisen muss reduziert werden. Das erreichen Sie, indem Sie nur jeden zweiten oder dritten Tag Fleisch, Fisch oder Käse essen.
- Säurespendende Lebensmittel sollen immer mit basenspendenden Lebensmitteln kombiniert werden. Dabei ist das beste Verhältnis 1:2. Das heißt, jede Mahlzeit enthält nur $1/3$ Fleisch oder Fisch und $2/3$ basische Lebensmittel wie Gemüse oder Kartoffeln.
- Auf säurespendende Beilagen achten. Getreidespeisen wie Nudeln, Spätzle, Reis sind säurespendend und eignen sich daher nicht als Beilage zu Fleisch oder Fisch. Während der Pilzdiät werden sie als kohlenhydratreiche Lebensmittel weitgehend gemieden.
- Kaltgepresste Pflanzenöle in ausreichender Menge verwenden. Diese Öle dürfen nicht erhitzt werden. Man gibt sie vor dem Anrichten über das Gemüse, die Kartoffeln oder in die Basensuppe und zu Salaten oder Aufstrichen (siehe Rezeptteil).
- Rohkost erst in der letzten Diätstufe und nur bis zum Mittag verzehren. Denn Rohkost in Form von Salat, Obst oder Frucht-

säften verursacht abends unweigerlich eine Gärung mit Bildung von Säuren, Alkohol und Gas.
- Reifes heimisches Obst in individuell gut verträglicher Zubereitung ist erst zuletzt – praktisch beim Übergang zur normalen Alltagskost – möglich.

## Der 3-Stufen-Plan

### Stufe 1 – Monotonie als entscheidender Heilfaktor
Der Verdauungsapparat wird am intensivsten geschont, wenn immer die gleichen Lebensmittel gegessen werden. Dadurch ist eine rasche Regeneration möglich.

### Nahrungsmitteltabelle

**Sehr empfehlenswert:**
Wasser, kohlensäurearmes Mineralwasser
verschiedene Kräutertees, Basenbrühe – Gemüsebrühe

Schafsjoghurt, milder Schafsquark und Schafskäse
Schafsmilch, Stutenmilch oder Ziegenmilch, ungesüßte Hafer- oder Reismilch
ungezuckerte Sojamilch, sofern verträglich

*Vorerst wird auf alle Kuhmilchprodukte verzichtet!*

Alsan-S Pflanzenmargarine oder möglichst pflanzliche ungehärtete Vollölmargarine
jede Form von kaltgepressten Ölen (vorzugsweise Leinöl)

Kartoffel, Karotte, Aubergine, Zucchini, Pastinake, Petersilienwurzel, Fenchelknolle, Kürbis, Spinat, Champignon, rote und gelbe Rübe, Tomate (bescheiden), Avocado

Tofu, Sonnenblumenkerne, Mandeln, alle frischen Kräuter wie Thymian, Rosmarin, Majoran, Basilikum (auch in Öl eingelegt), Meersalz oder Steinsalz, Zimt

Eier, mageres Kalb oder Geflügel, Rinderschinken, Lammfleisch, magere Salz- und Süßwasserfische

## Der 3-Stufen-Plan

**Wichtig:** Sollte vom Arzt keine Milchunverträglichkeit festgestellt werden, so kann Butter und Sahne verwendet werden. In diesem Fall wird die Alsan-S Margarine und die Schafsmilch bei den Rezepturen ausgetauscht.
Weitere Kuhmilchprodukte können dann schrittweise wieder eingebaut werden.

*Bei Stufe 1 gibt es noch keine Dinkelfladen oder Sauerteigbrot, damit wird erst bei Stufe 2 begonnen.*

**Vorerst unbedingt meiden:**
Brot und Gebäck, Getreideprodukte, Weißmehl, Stärke, Grieß, Salate und Rohkost in jeder Form, Konservenprodukte, jede Form von Obst und Obstsäften, Zitronen, Früchte, Trockenfrüchte, Marmeladen, Zucker in jeder Form, Ahornsirup, Obstdicksäfte, Traubenzucker, Honig, Süßungsmittel jeder Art, Wein, Bier, Spirituosen, Limonaden, Colagetränke, Milchmixgetränke, Kartoffelfertigprodukte, Fertigsuppen, Ketchup und Sojasauce mit Zuckerzusatz, Balsamicoessig, Schweinefleisch und alle Produkte davon.

### Stufe 2 – Rotation von Getreide, eine Getreidemahlzeit pro Tag

Wenn nun wieder mit Getreidespeisen begonnen wird, ist es wichtig, dass nicht immer das Gleiche gegessen wird, um einen Gewöhnungseffekt zu vermeiden.

## Nahrungsmitteltabelle

Es gilt die Tabelle der Stufe 1 mit empfohlenen und nicht empfohlenen Nahrungsmitteln. Rotationsweise gibt es den Kartoffeltag, Hirsetag, Maistag, Buchweizentag und Reistag (siehe Rezeptteil).

**Zusätzlich erlaubte Nahrungsmittel:**
Dinkelgetreide zum Frühstück (Fladen oder Sauerteigbrot)
Hirse, Quinoa, Buchweizen, Reis, Mais (bei guter Verträglichkeit), Zwiebeln, Knoblauch, Lauch, Bärlauch, Artischocke, Spargel, alle Pilze wie Steinpilze, Pfifferlinge, Morcheln, Shitaki, Austernpilze, Wildfleisch, Rindfleisch, milde Käsesorten

*Weiterhin auf die nicht empfohlenen Nahrungsmittel der Stufe 1 achten!*

**Stufe 3 – Rotation, zwei Getreidemahlzeiten pro Tag**
Die Auswahl der Speisen wird wieder etwas anspruchsvoller, fordert mehr Verdauungsleistung. Langsamer Beginn von Rohkost in Form von Salaten zu Mittag und nur bei guter Verträglichkeit.

### Nahrungsmitteltabelle

**Es gilt die Nahrungsmitteltabelle der Stufen 1 und 2**

**Zusätzlich erlaubt sind:**
leichte Blattsalate
Joghurtdressing, Apfelessig

**Gemüse:** Gurke, Paprikaschote, Radieschen, Rettich, alle Kohlgemüsesorten (Wirsing, Kohl, Kraut, Brokkoli, Blumenkohl), Hülsenfrüchte

**Getreide:** Dinkel, Hafer, Gerste, Roggen beziehungsweise daraus gefertigte Speisen (Vollwertnudeln)

Nüsse

*Weiterhin auf die nicht empfohlenen Nahrungsmittel der Stufe 1 achten!*

Im Anschluss an diese drei Stufen der Pilzdiät möchten wir Sie langsam in die Alltagskost führen. Für diesen Übergang finden Sie weitere Gerichte, welche nach den gleichen Richtlinien ausgewählt und zubereitet werden, aber bereits anspruchsvoller für Ihren Verdauungsapparat sind. Sie finden hier bereits wieder Rohkost sowohl zum Frühstück als auch als Dessert. Achten Sie jedoch nach wie vor auf Bekömmlichkeit und Verträglichkeit.

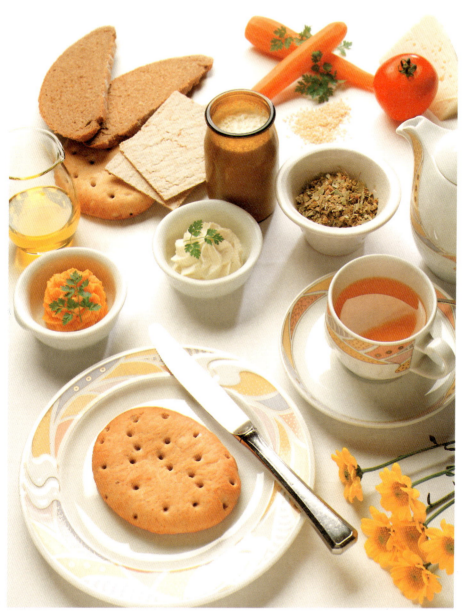

Dinkelfladen (s. S. 130) / Schafsquarkaufstrich (s. S. 72) / Tofu-Karottenaufstrich (s. S. 72) / Schafsjoghurt / Schafskäse / kaltgepresstes Öl / Kräutertee / Knäckebrot ohne Hefe

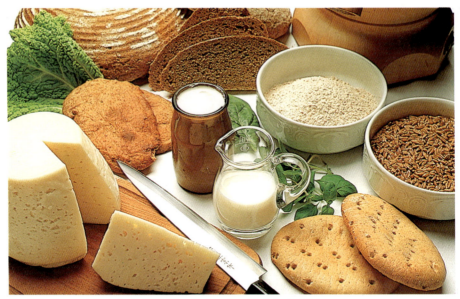

Candida-Sauerteigbrot (s. S. 132) / Brotfladen ohne Hefe (s. S. 91) / fein gemahlener Dinkel / Schafskäse / Schafsjoghurt / Schafsmilch

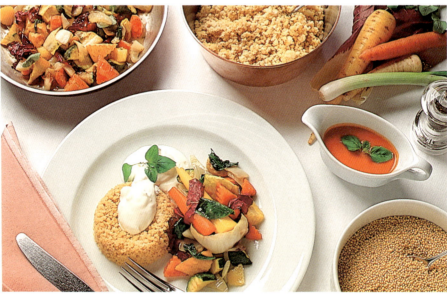

Hirsotto mit Gemüsegulasch (s. S. 104) / Tomaten-Basensauce (s. S. 140)

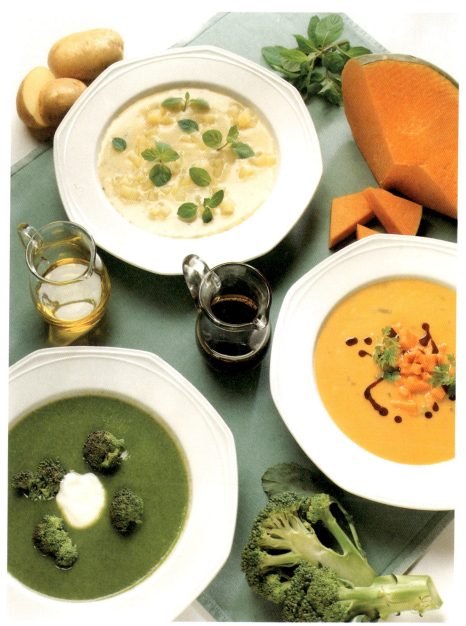

Brokkoli-Suppe (Rezept s. Blumenkohlsuppe S. 138) / Kürbis-Suppe / Sellerie-Suppe (s. S. 77) / kaltgepresstes Olivenöl und Kürbiskern-Öl

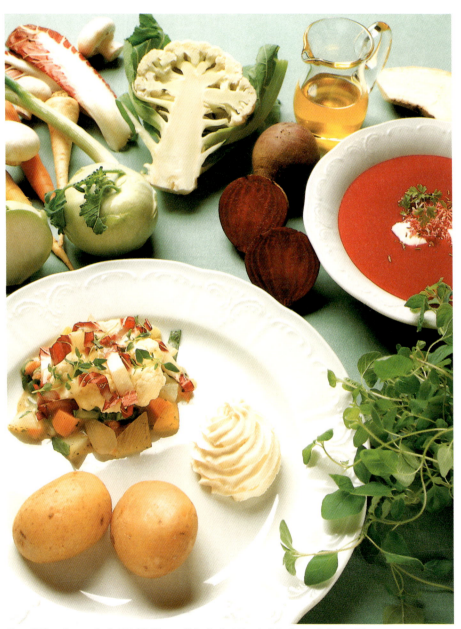

Rote-Rüben-Suppe (s. S. 78) / Pellkartoffeln (s. S. 82) mit Schafsquark (s. S. 72) und Gemüsegulasch (s. S. 104)

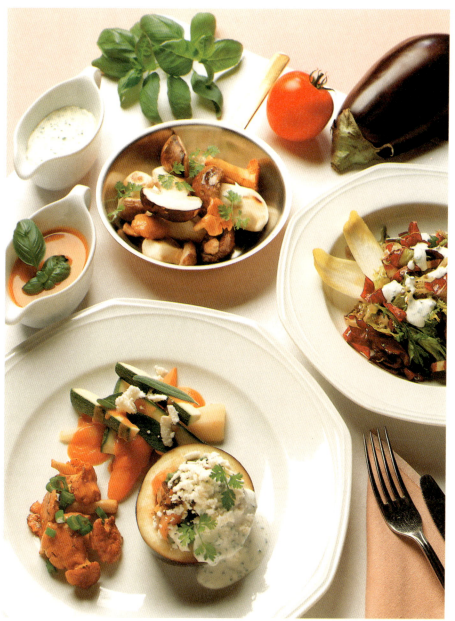

Salatteller (s. Vorschläge S. 137) / gebratene Auberginenscheiben (s. S. 83) / Gemüse und Steinpilze (s. S. 111 unter Gemüse) / Tomatensauce (s. S. 140)/ Kräutersauce (s. S. 79)

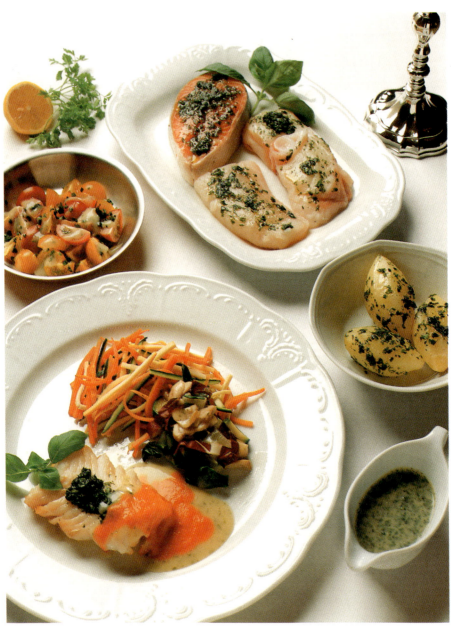

Gegrilltes Zanderfilet mit Gemüsenudeln (s. S. 84) / Lachsforellenfilet (s. S. 85) / Basilikum-Pesto (s. S. 80) / Basilikum-Basensauce (s. S. 79) / Saibling (s. Zander S. 81 / Dampfkartoffeln mit Kerbel / Tomatengemüse

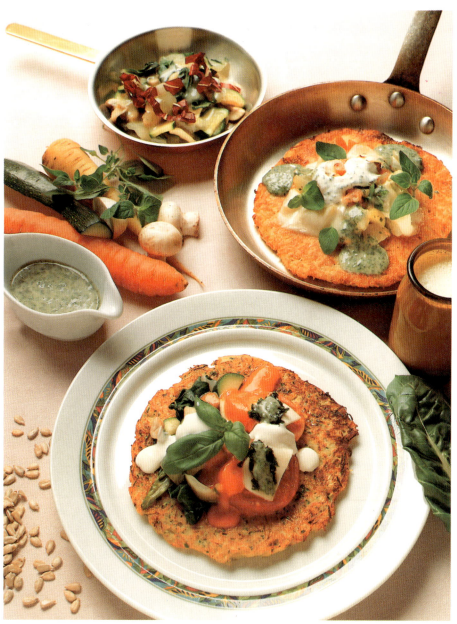

*Gebratene Zucchinischeiben mit Tomaten und Kartoffelpuffer (s. S. 83) / Kartoffelpizza mit Auberginenragout und Schafskäse (s. S. 100) / Schafsjoghurt / Basilikumsauce*

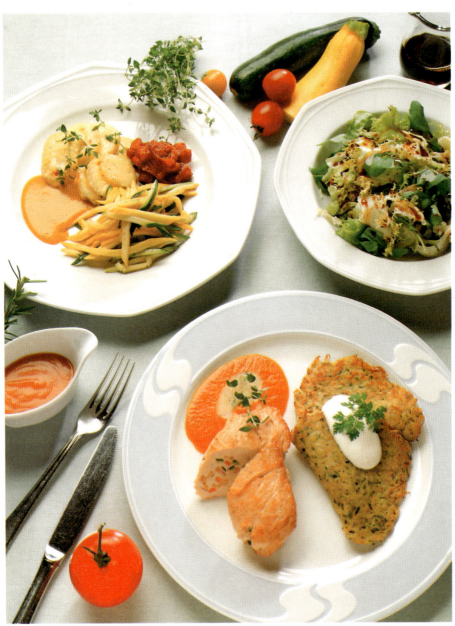

Hühnerbrüstchen (s. S. 122) / Tomaten-Basensauce / frisch geriebenes Gemüseschnitzel (s. S. 98) / Blattsalat (s. S. 136) / gebratene Zucchinischeiben mit Tomaten und Kartoffelpuffer (s. S. 83) / Basensauce (s. S. 79) / Gemüsenudeln

# Rezepte für die Anti-Pilz-Diät

Rezepte für die Anti-Pilz-Diät Stufe 1

## Tabelle Gewürze, Kräuter und ätherische Öle mit antimykotischer Wirkung

**Teezubereitungen, welche als Heilkräuter die Therapie unterstützen.**

| | |
|---|---|
| Zinnkraut | Efeu |
| Sanikelwurz | Seifenrinde |
| Eberwurz | Citronella |
| Blutwurz | Angelika |
| Thymian | Lapacho |

Bei der Zubereitung der Kräutertees ist zu beachten, dass diese nur kurz ziehen (max. 1 Minute), damit die ätherischen Öle erhalten bleiben (Ausnahme: Lapacho-Tee). Auch Teemischungen entfalten gute Wirkungen.

**Gewürze, Kräuter und ätherische Öle mit antimykotischer Wirkung**

| | | |
|---|---|---|
| Zimt | Brunnenkresse | Meerrettich |
| Roter Thymian | Kapuzinerkresse | Lauch |
| Myrrhe | Schwarzkümmel | Zwiebel |
| Teebau | | Knoblauch |
| Salbei | | |
| Ingwer | Bärlauch | Zitronenmelisse |
| Nelken | Citronella | |
| Minze | Lavendel | |

# Vorschläge für den Speiseplan Anti-Pilz-Diät Stufe 1

### Wichtig:
Die Kartoffeln mit ihren leicht verdaulichen Kohlenhydraten sind das wichtigste Grundnahrungsmittel. Sie werden mit verschiedenen Gemüsen kombiniert.

### Frühstück:
Zur Auswahl stehen verschiedene Aufstriche, die mit frisch gedämpften Pellkartoffeln gegessen werden.

Als Frühstücksgetränk gibt es verschiedene Kräutertees, die nicht gesüßt werden dürfen. Vorschläge finden Sie in dem nachfolgenden Muster-Speiseplan.

### Aufstriche:
Schafsquarkaufstrich
Tofu-Karottenaufstrich
Sesamaufstrich
Forellenaufstrich
Mandelaufstrich
Avocadoaufstrich

Eieromelett mit Frischkräutern

Bei Stufe 2 können die gleichen Aufstriche mit Dinkelfladen oder -brot gegessen werden!

### Getränke:
Als Getränk werden das Basengetränk (s. S. 76) und die verschiedenen Kräutertees empfohlen. Auf ausreichendes Trinken achten!

### Mittagessen:
*Empfehlenswert sind die Basensuppen und Gemüsegerichte mit Kartoffeln:*
Fenchel-Basensuppe
Kartoffel-Basensuppe
Sellerie-Basensuppe
Rote-Rüben-Basensuppe
Kürbis-Basensuppe
Karotten-Basensuppe

# Rezepte für die Anti-Pilz-Diät Stufe 1

**Gemüsegerichte:**
Zucchini mit Kartoffeln
Tofuschnitzel mit Karotten
Fenchel mit Kartoffeln
Kartoffelbrei mit Zimt
Kartoffelstock mit Karotten
Pellkartoffeln mit Margarine
Gebratene Auberginenscheiben mit Basilikum
Gebratene Zucchinischeiben mit Tomaten
Kartoffelpuffer

Gemüsetortilla mit Schafskäse
Gegrilltes Zanderfilet mit Gemüsenudeln
Lachsforellenfilet mit Basilikumsauce und Gemüse

Diese Gerichte können untereinander beliebig gewählt oder ausgetauscht werden! Zweimal pro Woche kann Fisch, mageres Huhn oder Kalb gegessen werden! Als Getränk tagsüber Fenchel-Basenbrühe.

**Abendessen:**
Das Abendessen sollte bescheiden sein! Zur Auswahl stehen sämtliche Basensuppen bzw. Gemüsesuppen und Aufstriche mit Scheiben von Pellkartoffeln.

> **Wichtig:**
> Die Kartoffeln sollten von bester Qualität und aus biologischem Anbau sein. Eine rauhe Schalenhaut läßt erkennen, ob es sich um mehlige Kartoffeln handelt. Diese sollten immer – gut gebürstet – mit der Schale im Kocheinsatz gedämpft werden. Danach erst pellen und in dicke Scheiben schneiden.

# Muster-Speiseplan Anti-Pilz-Diät Stufe 1

### 1. Tag:

**Frühstück**
1 Kanne Anserinen- oder Zinnkraut-Kräutertee
Scheiben von einer warmen mittleren Pellkartoffel
Schafsquarkaufstrich

**Mittagessen**
Kartoffelsuppe
Zucchini mit Kartoffeln

**Abendessen**
1 Kanne Anserinen-Kräutertee Scheiben von warmen Pellkartoffeln mit Schafsquarkaufstrich

### 2. Tag:

**Frühstück**
1 Kanne Fenchel- oder Thymian-Kräutertee
Scheiben von einer warmen mittleren Pellkartoffel
Tofu-Karottenaufstrich

**Mittagessen**
Fenchel-Basensuppe
Tofuschnitzel mit Karotten

**Abendessen**
1 Kanne Fenchel-Kräutertee oder Efeu-Tee
Scheiben von warmen Pellkartoffeln
mit Tofu-Karottenaufstrich

### 3. Tag:

**Frühstück**
1 Kanne Melissen- oder Blutwurz-Kräutertee
Scheiben von einer warmen mittleren Pellkartoffel
Sesamaufstrich

Rezepte für die Anti-Pilz-Diät Stufe 1

**Mittagessen**
Selleriesuppe
Fenchel mit Kartoffeln

**Abendessen**
Melissen- oder Eberwurz-Kräutertee
Scheiben von warmen Pellkartoffeln mit Sesamaufstrich

### 4. Tag:

**Frühstück**
1 Kanne Johanniskraut- oder Citronella-Tee
Scheiben von einer warmen mittleren Pellkartoffel
Avocadoaufstrich

**Mittagessen**
Kürbissuppe
gegrilltes Zanderfilet mit Gemüsenudeln

**Abendessen**
1 Kanne Johanniskraut- oder Senikelwurz-Tee
Scheiben von warmen Pellkartoffeln mit Avocadoaufstrich

### 5. Tag:

**Frühstück**
1 Kanne Honigklee- oder Angelika-Tee
Scheiben von einer warmen mittleren Pellkartoffel
Forellenaufstrich

**Mittagessen**
Rote-Rüben-Suppe
gebratene Auberginenscheiben mit Basilikum

**Abendessen**
1 Kanne Honigklee- oder Lapacho-Tee
Scheiben von warmen Pellkartoffeln
Forellenaufstrich

## 6. Tag:

**Frühstück**
1 Kanne Schafgarben- oder Efeu-Tee
Scheiben von einer warmen mittleren Pellkartoffel
Mandelaufstrich

**Mittagessen**
Kürbissuppe
Kartoffelstock mit Karotten

**Abendessen**
1 Kanne Schafgarben- oder Seifenrinden-Tee
Scheiben von warmen Pellkartoffeln mit Mandelaufstrich

## 7. Tag:

**Frühstück**
1 Kanne Käsepappel- oder Zinnkraut-Tee
Scheiben von einer warmen mittleren Pellkartoffel
Schafsquarkaufstrich

**Mittagessen**
Karottensuppe
Pellkartoffeln mit Alsan-S-Margarine

**Abendessen**
1 Kanne Käsepappel-Kräutertee oder Angelika-Tee
Scheiben von einer mittleren Pellkartoffel
mit Schafsquarkaufstrich

## Rezepte für die Anti-Pilz-Diät Stufe 1

### Schafsquarkaufstrich
4 Portionen

**Zutaten:**
250 g Schafsquark
6 EL Schafs- oder Sojamilch
2 EL kaltgepresstes Sonnenblumenöl
1 TL Kümmel gemahlen
1 TL frische Thymianblätter
Meersalz

**Zubereitung:**
Den Schafsquark mit der Gabel zerdrücken – und am besten in einer Schüssel mit allen anderen Zutaten gut vermischen. Im Kühlschrank aufbewahren!

### Schafsquarkaufstrich
4 Portionen

**Zutaten:**
250 g Schafsquark
6 EL Schafs- oder Sojamilch/Reis- oder Hafermilch
2 EL kaltgepresstes Leinöl
1 TL frischer Kerbel, klein geschnitten
Meersalz

**Zubereitung:**
Alle Zutaten miteinander vermischen. Zur Abwechslung kann man kaltgepresstes Nussöl, Mandelöl, Kürbiskernöl und frische Kräuter wie Basilikum, Sauerampfer oder Dill zum Aufstrich geben.

### Tofu-Karottenaufstrich
4 Portionen

**Zutaten:**
100 g Tofu (Sojaquark)
150 g geschälte Karotten
1 TL Leinöl, kaltgepresst
1 EL Sesam geschält und fein gemixt
2 EL Schafsmilch oder Sojamilch
Meersalz
frisches Basilikum

**Zubereitung:**
Die Karotten in Scheiben schneiden und weich dämpfen, dann im Mixer mit Tofu, Öl und Schafsmilch pürieren. Mit Sesam, Meersalz und Basilikum abschmecken.

## Sesamaufstrich
4 Portionen

**Zubereitung:**
Karotten mit Sesam und Sesamöl im Mixer pürieren. Es kann auch Sesam mit Öl allein gemixt werden. Zum Untermischen eignet sich jedes pürierte Gemüse oder Dampfkartoffeln.

Zutaten:
4 EL Sesam, ungeschält, in der Kaffeemühle gemixt
2 EL Sesamöl
100 g Karotten oder anderes Gemüse, gedämpft
wenig Steinsalz

## Forellenaufstrich
4 Portionen

**Zubereitung:**
Die Forellenfilets im Mixer mit Kartoffeln und so viel Milch mixen, daß ein nicht zu fester Aufstrich entsteht. Mit Thymianblättern abschmecken. (Der Aufstrich kann auch zur Hälfte mit Thunfisch gemischt werden!)

Zutaten:
150 g mild geräucherte Forellenfilets
ca. 50 g gekochte Kartoffeln (oder Sellerie), geschält
ca. $1/8$ l Schafs- oder Sojamilch
1 TL frischgeschnittene Thymianblätter

## Mandelaufstrich
4 Portionen

**Zubereitung:**
Mandeln mit Milch und Zimt im Mixer oder in einer elektrischen Kaffeemühle pürieren und mit Milch vermischen.

Zutaten:
200 g geschälte Mandeln
ca. 6 EL Schafs- oder Sojamilch
eine Prise Zimt

**Tipp:**
Anstatt Sojamilch kann auch ungezuckerte Reismilch oder Hafermilch verwendet werden. Im Reformhaus erhältlich. Anstatt Alsan-S-Margarine kann man auch andere, möglichst ungehärtete Vollöl-Pflanzenmargarine nehmen.

Rezepte für die Anti-Pilz-Diät Stufe 1

## Avocadoaufstrich
4 Portionen

**Zutaten:**
eine gut reife, weiche Avocadofrucht
50 g Schafsquark oder sehr milden Schafskäse, fein gerieben
1 TL frische fein gehackte Kräuter, evtl. in Öl eingelegt; geeignet sind: Kerbel, Oregano, Basilikum oder Kresse
Meersalz

**Zubereitung:**
Avocado waschen, halbieren und durchdrehen, den Kern entfernen. Das Fruchtfleisch mit einem Löffel herausschaben. Entweder mit einer Gabel zerdrücken oder im Mixer mit dem Schafsquark und den Frischkräutern pürieren. Wenig salzen.

**Tipp:**
Diesen Austrich nur frisch zubereiten und sogleich verwenden!

## Sesam-Leinölaufstrich
4 Portionen

**Zutaten:**
4 EL Sesamsamen, geröstet (trocken in einer Kaffeemühle zu einer dicken Paste mixen)
100 g Schafsquark oder milden Schafskäse
1 EL gutes kaltgepresstes Leinöl
Meersalz

**Zubereitung:**
Den Schafsquark in einer Schüssel mit der Gabel fein zerdrücken und mit allen anderen Zutaten gut vermischen. Es soll ein glatter Aufstrich entstehen.

**Tipp:**
Man kann auch zur Hälfte ungeschälten Sesam dazugeben.

## Eieromelett

mit Thymian und Gemüsewürfelchen
2 Portionen

### Zubereitung:
Die Eier mit Schafs- oder Sojamilch, Salz und frischem Thymian verrühren. Margarine in einer Pfanne schmelzen lassen, die Eier und die Gemüsewürfelchen dazugeben, alles verrühren und wie ein Omelett zusammenschlagen.

### Zutaten:
4 Freiland-Eier
(oder 8 Wachteleier)
10 g Alsan-S-Margarine
50 g klein geschnittene und gedämpfte Gemüsewürfelchen
1 Zweig frischer Thymianblättchen abgezupft
Meersalz oder Steinsalz
4 EL Schafs- oder Sojamilch

## Frühstücksrührei

1 Portion

### Zubereitung:
Hühnerei oder Wachteleier mit Schafs- oder Sojamilch verrühren und in einer Pfanne mit 5 g Alsan-S-Margarine einlaufen lassen. Verrühren und stocken lassen.
Als Einlage: Frisch gehackte Kräuter, 20 g Schafskäse oder 20 g Rinderschinken.

### Zutaten:
1 Hühnerei oder
2 Wachteleier
2 EL Schafs- oder Sojamilch
5 g Alsan-S-Margarine
Frischkräuter
20 g Schafkäse

> **Wichtig:**
> Da auch Hühnereier manchmal zu Unverträglichkeiten führen können, wird bei den folgenden Rezepten darauf hingewiesen, wodurch man sie eventuell ersetzen kann.

Rezepte für die Anti-Pilz-Diät Stufe 1

## Basengetränk – Gemüsebrühe*
4 Portionen

**Zutaten:**
3 l Wasser
500–700 g Gemüse, je nach Jahreszeit
z. B. Karotten, Sellerie, Petersilienwurzel, Fenchel, Stangensellerie, gelbe Rüben etc.
4 Wacholderbeeren
2 Lorbeerblätter
frisches Liebstöckel- oder Selleriegrün
ganz wenig Steinsalz

Frisch zubereitet wird die Brühe als Getränk tagsüber genossen. Der zweite Aufguss sollte zum Ansetzen der Basensuppen verwendet werden. Das Gemüse sollte aus biologischem Anbau stammen. Es kann auch klein geschnitten und eingefroren werden.

### Zubereitung:
Das Wurzelgemüse mit einer Bürste unter fließendem Wasser sehr gut reinigen, evtl. schälen. Das Gemüse in kleine Stücke schneiden und mit kaltem Wasser aufsetzen.
Ca. 25 Minuten mehr ziehen als kochen lassen. Danach durchseihen und evtl. mit etwas pflanzlichem Gemüsebouillonwürfel (ohne Hefe und Geschmacksverstärker) abschmecken.

## Fenchel-Basenbrühe
2 Portionen

**Zutaten:**
1 l Wasser
300 g Fenchelknolle
2 Lorbeerblätter
frische Kräuter wie Thymian, Majoran und Liebstöckel
eventuell eine Prise Meersalz

### Zubereitung:
Fenchel klein schneiden, mit Wasser auffüllen und 30 Minuten köcheln lassen. Nach 25 Minuten die frischen Kräuter und Lorbeerblätter zugeben. Noch weitere 5 Min. ziehen lassen, die Brühe abseihen, evtl. etwas salzen und als Basengetränk servieren.

*Mayr, Peter: Leicht bekömmliche Bio-Küche.
Karl F. Haug Verlag, Heidelberg 2000.

**Wichtig:**
Bei allen folgenden Rezepten wird als Aufguss die Gemüsebrühe verwendet. Notfalls kann man aber auch Wasser mit pflanzlicher Streuwürze – ohne Hefe und Geschmacksverstärker – verwenden.

## Kartoffelsuppe
4 Portionen

**Zubereitung:**
Kartoffeln klein schneiden, Margarine in einer Kasserolle schmelzen lassen und Kartoffelstücke mit klein geschnittenem Liebstöckel darin anschwitzen. Mit Gemüsebrühe aufgießen, salzen und weich kochen lassen. Danach mit Schafsmilch vermengen und mit dem Mixstab pürieren.

> **Tipp:**
> Anstatt Liebstöckel kann man auch andere Frischkräuter verwenden, die am besten in Öl eingelegt haltbar gemacht werden. Sie sind auch im Handel erhältlich. Zum Schluss dazugeben.

**Zutaten:**
1 l Gemüsebrühe oder Wasser
350 g mehlige Kartoffeln, geschält
10 g Alsan-S-Margarine
1 kleiner Bund Liebstöckel
60 ml Schafsmilch
frisch geriebene Muskatnuss,
Meersalz

## Selleriesuppe
4 Portionen

**Zubereitung:**
Kartoffeln und Sellerie klein schneiden. Margarine in einer Kasserolle schmelzen lassen, Kartoffeln und Sellerie darin anschwitzen, salzen und mit Gemüsebrühe (s. S. 76) auffüllen.
Ca. 20 Minuten weich kochen lassen. Danach mit Schafsmilch im Mixglas pürieren und gut abschmecken. Mit Selleriegrün garnieren.

> **Tipp:**
> Bei Verwendung von Wasser statt Gemüsebrühe würzt man mit etwas pflanzlicher Streuwürze ohne Hefe und Geschmacksverstärker nach.

**Zutaten:**
1 l Gemüsebrühe oder Wasser
je 180 g Kartoffeln und Stangensellerie
15 g Alsan-S-Margarine
2 EL klein geschnittenes Selleriegrün
Muskatnuss und Meersalz
60 ml Schafsmilch

Rezepte für die Anti-Pilz-Diät Stufe 1

## Kürbissuppe
4 Portionen

**Zutaten:**
1 l Gemüsebrühe (s. S. 76) oder Wasser
180 g geschälten Muskat-Speisekürbis
180 g mehlige Kartoffeln, geschält
15 g Alsan-S-Margarine
1 kleiner Bund Ruccola oder Kerbel
Meersalz, Muskatnuss
60 ml Schafsmilch

**Zubereitung:**
Kartoffeln und Kürbis klein schneiden und in einer Kasserolle mit Margarine anschwitzen. Mit Gemüsebrühe auffüllen, salzen und weich kochen lassen. Vom Herd nehmen, Schafsmilch, Ruccola und frisch geriebene Muskatnuss zugeben. Mit dem Mixstab pürieren. Anrichten und eventuell mit Schafsjoghurt und Kerbel garnieren.

## Rote-Rüben-Suppe
4 Portionen

**Zutaten:**
1 l Gemüsebrühe (s. S. 76) oder Wasser
200 g Rote Rüben
150 g mehlige Kartoffeln
etwas gemahlener Kümmel, Meersalz
ein paar Tropfen Zitronensaft
1 TL frisch geriebener Meerrettich
15 g Alsan-S-Margarine

**Zubereitung:**
Damit die Suppe eine schöne rote Farbe bekommt, müssen die Roten Rüben zuerst mit der Schale weich gedämpft oder gekocht werden.
Kartoffeln schälen und in kleine Stücke schneiden. In einer Kasserolle mit Margarine anschwitzen, salzen und mit Gemüsebrühe aufgießen. Weich kochen lassen. In der Zwischenzeit die Roten Rüben schälen, klein schneiden und mit den fertigen Kartoffeln mittels Mixstab pürieren. Mit Kümmel, Meerrettich und Zitronensaft gut abschmecken.
Anrichten und mit Schafsjoghurt und Meerrettich garnieren.

## Karottensuppe oder Gelbe-Rüben-Suppe
4 Portionen

**Zutaten:**
1 l Gemüsebrühe (s. S. 76) oder Wasser
350 g Karotten oder gelbe Rüben
15 g Alsan-S-Margarine
$1/16$ l Schafsmilch oder Sojamilch
Meersalz, Muskatnuss
1 TL Basilikum, in Öl eingelegt

**Zubereitung:**
Die Karotten schälen und in Scheiben schneiden. In einer Kasserolle mit Margarine anschwitzen, salzen und mit Gemüsebrühe auffüllen. Weich kochen lassen, Schafsmilch und Basilikum dazugeben und mit dem Mixstab pürieren. Mit Salz und Muskat abschmecken.

## Fenchel-Basensuppe
4 Portionen

**Zubereitung:**
Fein geschnittenen Fenchel in einer Kasserolle mit Margarine anschwitzen, salzen und mit Gemüsebrühe auffüllen. Weich kochen lassen und mit der Schafsmilch fein mixen bzw. pürieren. Mit wenig Zitronensaft abschmecken. Anrichten und evtl. mit Schafsjoghurt und Fenchelgrün garnieren.

**Zutaten:**
1 l Gemüsebrühe (s. S. 76) oder Wasser
350 g Fenchelknolle, geputzt mit Grün
15 g Alsan-S-Margarine
60 ml Schafsmilch oder Sojamilch
Meersalz, Zitronensaft

## Kräuter-Basensauce Stufe 1
Grundrezept
2 Portionen

**Zubereitung:**
Die Kartoffeln klein schneiden und in einer Kasserolle mit Margarine anschwitzen. Mit Gemüsebrühe aufgießen, salzen und weich kochen lassen. Die Schafsmilch und die Frischkräuter nach Wahl dazugeben und mit dem Mixstab pürieren. Mit Muskatnuss abschmecken.
Reicht man die Basensauce zu Fisch, so passt Basilikum gut dazu. In diesem Fall gibt man den abgelaufenen Fischsaft zur Basensauce dazu, um diese geschmacklich zu verbessern. Dasselbe gilt für Fleischgerichte.

> **Wichtig:**
> Die Kräuter-Basensauce wird im Rezeptteil immer wieder zum Binden von Gemüse oder zum Strecken von Eintöpfen oder Getreidegerichten verwendet. Sie passt sowohl zu fleischlosen Gerichten als auch zu Fisch oder Fleischgerichten und ist besonders schmackhaft und leicht verdaulich.

**Zutaten:**
100 g mehlige Kartoffeln, geschält
ca. 1/4 l Gemüsebrühe oder Wasser, verrührt mit etwas Gemüsebouillonwürfel (ohne Hefe)
1 Bund bzw. 2 TL von den fein geschnittenen Kräutern, welche der Sauce den Namen geben (z.B. Basilikum, Majoran, Thymian, Oregano, Rosmarin, Minze usw.) oder
1 TL Frischkräuter, in Öl eingelegt, je nach Rezept (diese kann man selber mixen und einlegen oder fertig kaufen)
etwas Meersalz und frisch geriebene Muskatnuss
2–3 EL Schafsmilch oder Sojamilch
10 g Alsan-S-Margarine

Rezepte für die Anti-Pilz-Diät Stufe 1

**Die wichtigsten Kräuter,
frisch oder klein geschnitten, in Öl eingelegt**

| | |
|---|---|
| **Basilikum:** | zu Fisch, Tomaten und Gemüse |
| **Rosmarin:** | zu Huhn und Kalb |
| **Majoran:** | zu Rind und Gemüse |
| **Thymian:** | zu Lamm und Gemüse |

Weitere Beispiele für Gewürze und Kräuter, welche aufgrund ihrer antimykotischen Wirkung bei der Zubereitung von Speisen reichliche Verwendung finden sollen, sind in den Rezepten genannt.

Sehr schnell kann man ein **Basilikum-Pesto** selber machen, indem man frische Basilikumblätter mit kaltgepresstem Olivenöl und wenig Salz in einem Mixer zu einer dicken Paste püriert. Im Kühlschrank aufbewahren. Hält monatelang! Man kann auch ein paar Pinienkerne oder Mandeln mitmixen.
Mit allen anderen Frischkräutern kann man ebenso verfahren.

**Wichtig:**
Durch das Einlegen in Öl werden die flüchtigen Stoffe – ätherische Öle – abgebunden und es bleibt der volle Geschmack der Frischkräuter erhalten. Nicht so ist es bei getrockneten oder gefrorenen Kräutern. Daher werden diese in größeren Mengen mitgekocht.
Frische Kräuter – oder solche in Öl eingelegt – werden den Speisen erst zum Schluss beigemengt. Nicht mehr kochen!

## Zucchini mit Kartoffeln

2 Portionen

**Zubereitung:**

Kartoffeln weich dämpfen, schälen und in dicke Scheiben schneiden. Zucchini der Länge nach halbieren, in Scheiben schneiden und in einer großen Pfanne mit Margarine anbraten. Die Kartoffelscheiben dazugeben und alles mit Oregano, Salz und Pfeffer gut abschmecken.

**Zutaten:**
20 g Alsan-S-Margarine
300 g Zucchini
4 mittelgroße mehlige Kartoffeln
1 EL fein geschnittener Oregano
Meersalz, Pfeffer aus der Mühle

## Tofuschnitzel mit Karotten

2 Portionen

**Zubereitung:**

Tofu mit einer Gabel fein zerdrücken, würzen und mit Käse mischen. Ein Schnitzel formen und dieses im Dampf erhitzen.
Die Karotten in Scheiben schneiden, in einer großen Pfanne mit Alsan anschwitzen und mit Mineralwasser weich dünsten. Mit Petersilie bestreuen und zu dem Tofuschnitzel reichen.

**Zutaten:**
200 g Tofu (Sojaquark)
2-3 EL Schafskäse, fein gerieben
1 EL fein geschnittene Oreganoblätter, frisch
Meersalz
Muskatnuss
20 g Alsan-S-Margarine
200 g Karotten
ca. $1/4$ l Mineralwasser
1 TL fein gehackte Petersilie

## Fenchel mit Kartoffeln

2 Portionen

**Zubereitung:**

Kartoffeln weich dämpfen, schälen und in Scheiben schneiden und in Scheiben schneiden. Fenchel klein schneiden und in einer großen Pfanne mit Margarine anschwitzen. Mit Gemüsebrühe aufgießen und weich dünsten. Wenn die Flüssigkeit verdunstet ist, die Tomate würfeln und dazugeben. Mit Basensauce binden und zuletzt die noch warmen Kartoffelscheiben untermischen. Mit Fenchelgrün und Salz abschmecken.

> **Tipp:**
> Mit etwas frisch geriebenem Schafs- oder Ziegenkäse gut abschmecken.

**Zutaten:**
2 mittelgroße Fenchelknollen
$1/4$ l Gemüsebrühe (s. S. 76)
60 ml Kräuter-Basensauce (s. S. 79)
4 mittelgroße mehlige Kartoffeln
1 EL frisches Fenchelgrün
1 Tomate
Meersalz
20 g Alsan-S-Margarine

Rezepte für die Anti-Pilz-Diät Stufe 1

**Zutaten:**
2–3 mehlige Kartoffeln
¼ l Schafs- oder Sojamilch
Zimtpulver
10 g Sonnenblumenkerne

## Kartoffelbrei mit Schafs- oder Sojamilch und Zimt
2 Portionen

**Zubereitung:**
Die sauber gewaschenen Kartoffeln mit der Schale im Kocheinsatz oder im Dampftopf weich garen. Dann pellen, durch die Kartoffelpresse drücken und mit soviel Schafs- oder Sojamilch vermischen, dass ein nicht zu dicker Kartoffelbrei entsteht. Mit Zimt würzen und mit Sonnenblumenkernen bestreuen.

**Zutaten:**
2–3 mehlige Kartoffeln
20 g Alsan-S-Margarine
Steinsalz, Muskatnuss, Minzeblätter
¼ l Schafs- oder Sojamilch
200 g fein geschnittene Karottenscheiben
⅛ l Mineralwasser

## Kartoffelstock mit Vichy-Karotten
2 Portionen

**Zubereitung:**
Die Kartoffeln mit der Schale im Kocheinsatz weich dämpfen, pellen und durchdrücken. Mit der erwärmten Schafs- oder Sojamilch, der Hälfte der Margarine, Salz, fein geschnittener Minze und Muskat zu einem Püree vermischen.
Den Rest der Margarine in eine Pfanne geben, die Karottenscheiben darin anbraten, mit Mineralwasser auffüllen und weich dünsten lassen.

**Zutaten:**
4–6 Stück mehlige Kartoffeln
40 g Alsan-S-Margarine
Meersalz oder Steinsalz

## Pellkartoffeln
### mit Alsan-S-Pflanzenmargarine
2 Portionen

**Zubereitung:**
Die Kartoffeln sauber waschen und im Kocheinsatz oder im Dampftopf garen, pellen mit Salz und Margarine essen.

> **Tipp:**
> Anstatt Schafs- oder Sojamilch kann auch ungezuckerte Reis- oder Hafermilch verwendet werden. Im Reformhaus erhältlich. Anstatt Alsan-S-Margarine kann man auch jede andere – möglichst ungehärtete – Vollöl-Pflanzenmargarine verwenden.

## Gebratene Auberginenscheiben mit Basilikum

2 Portionen

**Zubereitung:**

Die Kartoffeln waschen, der Länge nach halbieren, auf ein gefettetes Backblech legen, mit Kümmel bestreuen und im Backrohr ca. 40 Minuten braten.
Die Auberginen waschen, abtrocknen und in $1/2$ cm dicke Scheiben schneiden. Mit Zitronensaft beträufeln, salzen und die einzelnen Scheiben in einer Gusseisenpfanne in Olivenöl beidseitig kurz braten. Mit dem Basilikum-Pesto bestreichen.
Den Schafsquark mit Basilikum-Pesto und Basilikumstreifen vermischen und auf die Auberginenscheiben verteilen

**Zutaten:**
1–2 mittelgroße Auberginen (Melanzani)
1 kleiner Bund Basilikum, fein geschnitten
Saft von einer halben unbehandelten Zitrone
2 EL Olivenöl
Steinsalz
100 g frischer, milder Schafskäse
1 EL Basilikum-Pesto (Rezept s. S. 80)
4 mehlige Kartoffeln, halbiert
etwas Kümmel, ungemahlen

## Gebratene Zucchinischeiben mit Tomaten und Kartoffelpuffer

2 Portionen

**Zubereitung:**

Tomaten schälen, entkernen und würfeln. Zucchini in Scheiben schneiden und in einer großen beschichteten Pfanne mit Olivenöl, Oregano und Thymian anbraten, bis die Zucchinischeiben rundherum braun und bissfest sind. Mit Salz und Pfeffer nachwürzen.
Die Kartoffeln auf der Gemüsereibe raspeln, etwas ausdrücken und mit (Eigelb) Salz und Muskatnuss vermischen. In einer Pfanne mit Olivenöl kleine Kartoffelpuffer goldgelb herausbraten. Das Zucchinigemüse dazugeben.

**Zutaten:**
Je 2 mittelgroße Zucchini und Tomaten
2 EL Olivenöl
etwas getrockneter Oregano und Thymian, Steinsalz, Pfeffer
3–4 mittlere mehlige Kartoffeln, Muskatnuss, Steinsalz
2 EL Olivenöl
1 Eigelb (kann man auch weglassen)

Rezepte für die Anti-Pilz-Diät Stufe 1

## Gemüsetortilla mit Champignons und Frischkräutern
2 Portionen

**Zutaten:**
4 Eier
(oder 8 Wachteleier)
4 EL Schafsmilch oder Sojamilch
Steinsalz,
Pfeffer aus der Mühle
100 g Champignons
1 TL frischer Thymian und Kerbel, gehackt
20 g Alsan-S-Margarine

### Zubereitung:
Die Champignons vierteln und in einer Pfanne mit Margarine anbraten. Die Eier mit Sojamilch, Kräutern, Salz und Pfeffer verrühren und in die Pfanne mit Champignons geben. Die Gemüsewürfel dazugeben, die Eier stocken lassen und Omeletten formen. Mit Schafsparmesan bestreuen.

## Gegrilltes Zander- oder Forellenfilet mit Basilikum-Pesto und Gemüsenudeln
2 Portionen

**Zutaten :**
200 g Filet vom Zander (oder Forellenfilet)
Vollsalz, Pfeffer aus der Mühle
1 EL Basilikum-Pesto (Rezept s. S. 80)
1 EL Olivenöl zum Grillen

**Gemüsenudeln:**
je 2 mittelgroße Zucchini und Karotten oder gelbe Rüben
10 g Alsan-S-Margarine
Vollsalz
Pfeffer aus der Mühle, Muskatnuss
1 Bund Ruccola (Kresseart)

### Zubereitung:
Das Gemüse zuerst der Länge nach in dünne Scheiben, dann in feine Streifen (Nudeln) schneiden. Die Karotten oder Rübenstreifen im Kocheinsatz weich dämpfen. Die Zucchinistreifen in einer großen Pfanne mit Margarine anbraten, die gedämpften Karotten oder gelbe Rüben dazugeben, mit Salz, Pfeffer und Muskat würzen und die Ruccola-Streifen daruntermischen.
Die Zander- oder Forellenfilets auf einer Seite mit Basilikum-Pesto bestreichen, salzen, pfeffern und in einer großen Pfanne mit Olivenöl grillen oder braten. Dazu serviert man eine Basilikum-Basensauce (s. S. 79).

Rezepte für die Anti-Pilz-Diät Stufe 1

## Kalbs- oder Putenschnitzel
2 Portionen

**Zubereitung:**
Die Schnitzel leicht salzen und in einer Pfanne in Öl beidseitig anbraten. Herausheben, anrichten, die Basensauce in derselben Pfanne erwärmen und über die Schnitzel geben.
Das Gemüse weich dämpfen und mit etwas Basensauce binden. Zu den Schnitzeln als Beilage dazugeben.

**Zutaten:**
2 Schnitzel zu je 100 g
(oder 2 Hühnerbrüstchen)
1 TL Öl zum Anbraten
60 ml Kräuter-Basensauce (s. S. 79)
Meersalz

**Beilage:**
200 g Karotten oder Zucchinigemüse mit 100 g Blattspinat

## Lachsforellenfilet gegrillt mit Basilikumsauce und Gemüse
2 Portionen

**Zubereitung:**
Das Gemüse der Reihe nach im Kocheinsatz weich dämpfen, mit Basensauce vermischen und gut abschmecken. Die Lachsforellenfilets mit Basilikum-Pesto, Salz und Pfeffer würzen und in einer Pfanne in Öl beidseitig goldgelb braten. Mit Basilikumsauce und den Gemüsenudeln servieren.

**Zutaten:**
2 Lachsforellenfilets
à 100 g
(oder anderen Fisch)
1 TL Öl
$1/2$ TL Basilikum-Pesto
(s. S. 80)
Salz, Pfeffer
4 EL Basilikum-Basensauce
(Rezept s. S. 79)

**Gemüsenudeln:**
100 g feine Zucchinistreifen
100 g gelbe Rüben, in feine Streifen geschnitten
100 g Karotten, in feine Streifen geschnitten
60 ml Basensauce, Steinsalz, Pfeffer

## Vorschläge für den Speiseplan Anti-Pilz-Diät Stufe 2

*Wichtig:*
Bei Stufe 2 sind zum Frühstück Dinkelfladen oder Dinkel-Sauerteigbrot anstatt der Kartoffelscheiben möglich. Weitere Getreidesorten gibt es vorerst noch nicht.

**Frühstück:**
Bei Stufe 2 bleibt die Auswahl der Aufstriche zum Frühstück gleich wie bei Stufe 1 (s. S. 72).
Als Frühstücksgetränk gibt es verschiedene Kräutertees, die ungesüßt getrunken werden.

**Getränke:**
Als Flüssigkeitszufuhr werden auch tagsüber ausreichend Kräutertees oder Basengetränk (s. S. 76) empfohlen.

**Mittagessen:**
Zum Mittagessen gibt es verschiedene Kartoffelgerichte, wobei zum Unterschied der besonders leichten Stufe 1 bereits Zwiebeln, Knoblauch und Kohlgemüse verwendet werden können.

Auch bei Stufe 2 kann bei Bedarf auf die Basensuppen oder Kartoffelrezepte der Stufe 1 zurückgegriffen werden.

*Zusätzlich stehen zur Auswahl:*
Minestrone-Gemüsesuppe
Gemüsesuppe mit Buchweizen
Basensuppe mit Gemüse und Zwiebeln
Schafskäseomelett mit Frischkräutern
Polenta mit Gemüse und Kerbelsauce
Polentasterz mit Frühlingsgemüse
Polenta gebraten
Polentapizza
Kartoffelauflauf mit Schafskäse
Kartoffelomelett mit Jungzwiebel und Rinderschinken
Gemüseblech mit Auberginen und Kartoffeln
Frisch geriebenes Gemüseschnitzel
Kartoffelroulade mit Steinpilzen
Kartoffelpizza mit Auberginenragout
Kartoffelgulasch

## Vorschläge für den Speiseplan Anti-Pilz-Diät Stufe 2

Baked Potatoes mit Schafsquark
Hirsering mit Gemüseragout und Parmesan
Hirseauflauf mit Gemüse und Basensauce
Hirseeintopf mit Gemüse
Hirsotto mit Gemüsegulasch
Hirsenockerln mit pikantem Gemüse-Ratatouille
Hirseplätzchen mit Gemüse-Ratatouille
Hirsenudeln mit Steinpilzragout
Hirsenudeln Carbonara
Gefüllte Zucchini
Buchweizenfladen
Buchweizennockerln
Buchweizenrisotto
Gemüseschnitzel mit Buchweizen
Gemüselasagne mit Knoblauchdip
Steinpilz-Kartoffel-Gulasch
Zucchini-Karotten-Gratin mit Ofenkartoio
Gefüllte Auberginen mit Fächerkartoffeln
Gefüllte Auberginen
Geschmortes Fenchelgemüse mit Bircher-Benner-Kartoffeln
Gemüseauflauf mit Kerbelsauce
Fischresotto
Saiblingfilet mit Lauchsauce und Kürbisgemüse
Gegrilltes Kalbs- oder Putenschnitzel
Hühnerbrüstchen

**Abendessen:**
Wie bei Stufe 1 stehen am Abend sämtliche Basensuppen und Aufstriche mit Pellkartoffelscheiben zur Wahl. Das Angebot von Suppen und Hauptspeisen wird gegenüber der Stufe 1 noch erweitert.

## Muster-Speiseplan Anti-Pilz-Diät Stufe 2

### 1. Tag:

**Frühstück**
1 Kanne Zinnkraut- oder Eberwurz-Tee
Dinkelfladenbrot mit Schafsquarkaufstrich

**Mittagessen**
Basensuppe mit Frischkräutern
Kartoffelauflauf mit Schafskäse

**Abendessen**
1 Kanne Zinnkraut- oder Blutwurz-Tee
Scheiben von einer warmen mittleren Pellkartoffel mit Schafsquarkaufstrich

### 2. Tag:

**Frühstück**
1 Kanne Lindenblüten- oder Angelika-Tee
Dinkelfladenbrot
Tofu-Karottenaufstrich

**Mittagessen**
Minestrone-Gemüsesuppe
Gefüllte Ofenkartoffeln mit Paprikagjuwetsch

**Abendessen**
1 Kanne Lindenblüten- oder Capacho-Tee
Scheiben von warmen Pellkartoffeln mit Tofu-Karottenaufstrich

### 3. Tag:

**Frühstück**
1 Kanne Brennnessel- oder Citronella- Tee
Dinkelfladenbrot
Sesamaufstrich

**Mittagessen**
Gemüse-Basensuppe
Polenta mit Gemüse und Kerbelsauce

**Abendessen**
1 Kanne Brennnessel-Tee
Scheiben von warmen Pellkartoffeln mit Sesamaufstrich

## 4. Tag:

**Frühstück**
1 Kanne Kamillen- oder Eberwurz-Tee
Dinkelfladenbrot
Avocadoaufstrich

**Mittagessen**
Kräuter-Basensuppe
frisch geriebenes Gemüseschnitzel oder Hirsotto mit Gemüsegulasch

**Abendessen**
1 Kanne Kamillen- oder Senikelwurz-Tee
Scheiben von warmen Pellkartoffeln
Avocadoaufstrich

## 5. Tag:

**Frühstück**
1 Kanne Weidenröschen- oder Thymian-Tee
Dinkelfladenbrot
Forellenaufstrich

**Mittagessen**
Fenchel-Basensuppe
Baked Potatoes mit Schafsquark

**Abendessen**
1 Kanne Weidenröschen- oder Efeu-Tee
Scheiben von warmen Pellkartoffeln
Forellenaufstrich

Muster-Speiseplan Anti-Pilz-Diät Stufe 2

### 6. Tag:

**Frühstück**
1 Kanne Waldmeister- oder Efeu-Tee
Dinkelfladenbrot
Mandelaufstrich

**Mittagessen**
Kürbis-Basensuppe
Polentasterz mit Frühlingsgemüse
oder Hirseauflauf mit Gemüse und Basensauce

**Abendessen**
1 Kanne Waldmeister- oder Lapacho-Tee
Scheiben von warmen Pellkartoffeln
Mandelaufstrich

### 7. Tag:

**Frühstück**
1 Kanne Anserinen- oder Blutwurz-Tee
Dinkelfladenbrot
Schafsquarkaufstrich

**Mittagessen**
Sellerie-Basensuppe
Zucchini-Karotten-Gratin mit Ofenkartoffeln
oder Hirseeintopf mit Gemüse

**Abendessen**
1 Kanne Melissen- oder Senikelwurz-Kräutertee
Scheiben von warmen Pellkartoffeln
Schafsquarkaufstrich

# Rezepte für die Anti-Pilz-Diät Stufe 2

## Schnellgericht:

## Grundrezept für gebackene Brotfladen ohne Hefe

für 4 Fladen

### Zubereitung:
Vollkornmehl mit gewählter Flüssigkeit zu einem Teig verrühren, diesen gut würzen und die gewünschte weitere Zutat in den Teig geben. Mit Hilfe eines nassen Esslöffels 4 Fladen auf ein mit Backpapier ausgelegtes Backblech auftragen und mit dem feuchten Löffel glatt streichen.
Den Teig mit einer Gabel mehrmals einstechen, mit Sonnenblumen- oder Kürbiskernen bestreuen und im vorgeheizten Backofen bei 220–250° C ca. 15 Minuten backen, bis die Fladen eine schöne Farbe haben.
Die Fladen auf einem Gitter erkalten lassen. Dann mit einem sauberen Küchentuch abdecken und durchtrocknen lassen. Sie sollten noch am selben Tag gegessen werden, ansonsten kann man die Fladen auch gut einfrieren und ca. eine Stunde vor Gebrauch herauslegen.

### Zutaten:
250 g fein gemahlenes Vollkornmehl (kurz vor der Zubereitung frisch gemahlen) aus Dinkel, Buchweizen, Quinoa oder Amaranth
¼ l kohlensäurereiches Mineralwasser oder Acidophilus-Milch (evtl. auch halb Wasser, halb Milch). Bei Milchunverträglichkeit nimmt man Schafs- oder Sojamilch. Anstatt Mineralwasser kann als Flüssigkeit auch Wasser oder Gemüsebrühe verwendet werden.

### Zum Würzen:
Meersalz, gemahlener Kümmel oder Anis (Durch Zugabe von fein geschnittenen Zwiebeln, Lauch, Kohl, Knoblauch, Frischkräutern oder Bärlauch – in einer Pfanne mit Butter geschwenkt – werden „Anti-Pilz-Mittel" eingebaut und es ergeben sich zusätzliche Geschmacksrichtungen).

Rezepte für die Anti-Pilz-Diät Stufe 2

## Minestrone-Gemüsesuppe
4 Portionen

**Zutaten:**
2 Tomaten
1 Bund Basilikum
1 mittelgroße Kartoffel
2 Knoblauchzehen
50 g Zwiebeln
je 1 kleine Karotte, Sellerie und Petersilienwurzel
1 l Gemüsebrühe oder Wasser
2 EL Olivenöl
Steinsalz, Muskatnuss, Pfeffer aus der Mühle
2 EL Tomatenmark
Stangensellerie mit Grün
etwas geriebener Schafskäse

**Zubereitung:**
Das Gemüse und die Kartotteln in dünne Scheiben schneiden. Tomaten häuten, entkernen und würfeln.
Fein geschnittene Zwiebeln in einem Kochtopf mit Olivenöl anbraten; das Gemüse (außer Tomaten) dazugeben, anschwitzen, Tomatenmark dazugeben, mit Gemüsebrühe auffüllen, salzen und weich kochen lassen. Zuletzt die Tomatenwürfel und das fein geschnittene Basilikum dazugeben und mit Pfeffer, Salz und Muskat abschmecken. Vor dem Anrichten den Schafskäse darüberstreuen.

## Gemüsesuppe mit Buchweizen
4 Portionen

**Zutaten:**
1 l Gemüsebrühe (s. S. 76) oder Wasser
300 g gelbe Rüben oder Karotten
3 EL Buchweizen
20 g Alsan-S-Margarine
50 g Zwiebel
2 Knoblauchzehen
Steinsalz, Muskatnuss gerieben
60 ml Schafs- oder Sojamilch
1 TL gehackte Petersilie

**Zubereitung:**
Buchweizen über Nacht einweichen. Klein geschnittene Zwiebeln, Knoblauch, Buchweizen und gelbe Rüben der Reihe nach in Margarine anschwitzen, salzen und mit Gemüsebrühe auffüllen. Weich kochen und eventuell im Mixglas pürieren. Mit Salz, Petersilie, Muskat und Schafsmilch gut abschmecken.

## Basensuppe mit Gemüse
4 Portionen

**Zubereitung:**
Die fein geschnittenen Zwiebeln in einer Kasserolle mit Alsan-Margarine anschwitzen. Das grob geschnittene Gemüse dazugeben und mit Gemüsebrühe aufgießen. Salzen und weich kochen lassen.
Fein geschnittene Oregano-Blätter, Milch und Muskatnuss dazugeben und mit dem Pürierstab mixen. Abschmecken und mit Oreganoblättern garnieren.

**Zutaten:**
50 g Zwiebeln oder Schalotten
20 g Alsan-S-Margarine
200 g geschältes Wurzelgemüse (Sellerie, Karotten, gelbe Rüben, Petersilienwurzeln)
$3/4$ l Gemüsebrühe (s. S. 76) oder Wasser
Steinsalz, Muskatnuss
1 Bund frischer Oregano
$1/8$ l Schafsmilch oder Sojamilch

## Schafskäseomelett mit frischen Kräutern

2 Portionen

**Zutaten:**
4 Eier
(oder 8 Wachteleier)
2 EL Schafs- oder Sojamilch
Steinsalz
Pfeffer aus der Mühle
etwas fein geschnittener Bärlauch oder Ruccola (Kresse)
50 g gewürfelter Schafskäse
10 g Alsan-S-Margarine

**Zubereitung:**
Die Eier mit Milch, Salz, Pfeffer und fein geschnittenen Kräutern verrühren. Margarine in einer Pfanne schmelzen lassen, die Eier dazugeben, den Käse darüber verteilen, leicht stocken lassen und Omeletts formen.

## Polenta mit Gemüseauflauf und Kerbelsauce

2 Portionen

**Zutaten:**
250 g geschroteter Mais (Polenta)
¼ l Wasser (evtl. halb Schafsmilch, halb Wasser)
10 g Alsan-S-Margarine
Steinsalz
1 Eigelb (oder 1 EL Schafsjoghurt)

**Zubereitung:**
Mais in einer Kasserolle mit der Hälfte der Margarine anschwitzen. Mit Wasser auffüllen, einmal aufkochen lassen und zugedeckt bei mäßiger Hitze ausdünsten (ca. 20 Minuten).
Mit einer Fleischgabel auflockern und Salz und Eigelb untermischen. Den Mais mit einem Eisportionierer formen (Polentanockerln), auf ein gefettetes Backblech geben und im heißen Ofen kurz überbacken oder in der Pfanne in Margarine anbraten. Mit Gemüseauflauf und Kerbelsauce (s. S. 79) zu Tisch bringen.

## Polentasterz mit Frühlingsgemüse
2 Portionen

**Zutaten:**
250 g geschroteter Mais (Polenta)
400 ml Schafs- oder Sojamilch
10 g Alsan-S-Margarine
Steinsalz, Muskatnuss
2 EL Schafsjoghurt (Sauerrahm)

**Zubereitung:**
Polenta in einer Kasserolle mit Margarine anschwitzen, salzen und mit Milch aufgießen. Einmal aufkochen lassen, zudecken und bei kleiner Hitze ca. 20 Minuten ausdünsten lassen. Mit einer Fleischgabel auflockern. Mit Muskatnuss nachwürzen, anrichten und mit Schafsjoghurt und Frühlingsgemüse servieren.

**Frühlingsgemüse:**
300 g gemischtes Frühlingsgemüse wie Blattspinat, Frühlingszwiebeln, Jungkarotten, Spargel
10 g Alsan-S-Margarine
Steinsalz
2 Knoblauchzehen
Pfeffer aus der Mühle
1/8 l Basensauce
(s. S. 79)

**Für das Frühlingsgemüse:**
Das Gemüse schälen, putzen und gefällig schneiden. Die Karotten im Kocheinsatz weich dämpfen. Den Spargel in Salzwasser mit 2 EL Schafsmilch garen. Frühlingszwiebeln in einer Kasserolle mit Margarine anschwitzen, Spinatblätter zugeben, mit Salz, Pfeffer und Knoblauch würzen. Karotten und Spargel zugeben und alles mit Basensauce gut vermischen.

## Polentapizza mit Mozzarella
2 Portionen

**Zutaten:**
250 g geschroteter Mais (Polenta, evtl. Maisgrieß)
400 ml Wasser (evtl. halb Sojamilch halb Wasser)
10 g Alsan-S-Margarine
Steinsalz

**Belag:**
1 Tomate
50 g geriebener Schafskäse
3–4 Salbeiblätter
50 g Mangold oder Blattspinat
10 g Alsan-S-Margarine
1 Knoblauchzehe
30 g fein geschnittene Zwiebeln
2 EL Schafsjoghurt
30 g Mozzarella

### Zubereitung:
Polenta in einer Kasserolle mit Margarine anschwitzen, salzen und mit Flüssigkeit aufgießen. Einmal aufkochen und zugedeckt auf kleiner Stufe ca. 20 Minuten ausdünsten lassen. Mit einer Fleischgabel auflockern und mit einem Eisportionierer auf Tellern anrichten. Flach drücken und belegen.

### Für den Belag:
Spinat in einer Pfanne mit Margarine, Zwiebeln und Knoblauch anschwitzen, mit Salz und Muskat würzen. Die Tomate in Scheiben schneiden, Schafskäse fein zerkleinern.
Die Polentapizza mit Spinat, Tomatenscheiben, Mozzarella und Schafskäse belegen und kurz überbacken. Mit etwas Schafsjoghurt garnieren oder etwas Kräuter-Basensauce (s. S. 79) dazu reichen.

> **Tipp:**
> Anstatt Sojamilch kann auch ungezuckerte Reismilch oder Hafermilch verwendet werden. Im Reformhaus erhältlich. Genauso kann auch jede Form einer – möglichst ungehärteten – Pflanzenmargarine genommen werden.

Rezepte für die Anti-Pilz-Diät Stufe 2

## Kartoffelauf mit Schafskäse
2 Portionen

**Zubereitung:**
Die Kartoffeln im Kocheinsatz oder im Dampftopf weich garen, pellen, halbieren und blättrig schneiden. Die Jungzwiebeln fein schneiden, die Champignons vierteln. Zuerst die Zwiebeln in einer Pfanne mit Olivenöl anbraten, dann die Champignons dazugeben und mitbraten. Kartoffelscheiben in einer Schüssel mit Zwiebeln und Champignons mischen. Mit Salz, Pfeffer, Thymian und Muskat würzen. Schafskäse und Joghurt untermischen, in eine Auflaufform streichen und im heißen Ofen kurz überbacken. Dazu servieren Sie ein Schafsjoghurt, vermischt mit 1 EL Kürbiskernöl.

**Zutaten:**
4–6 mittelgroße mehlige Kartoffeln
100 g geriebener Schafskäse oder Quark
2 EL gutes Olivenöl
4 EL dickes Schafsjoghurt
je 100 g frische Champignons und Jungzwiebeln
1 Bund frischer Thymian oder Minze (Blätter abzupfen)
Steinsalz,
frisch geriebene Muskatnuss
Pfeffer aus der Mühle

## Kartoffelomelett
## mit Jungzwiebeln und Rinderschinken
2 Portionen

**Zubereitung:**
Die Eier aufschlagen und in einer Schüssel mit Schafs- oder Sojamilch, Salz und Pfeffer verrühren.
Margarine in eine Pfanne geben, Zwiebel und Schinken darin anbraten, Kartoffelscheiben mitbraten, mit dem Eiergemisch übergießen und stocken lassen.

**Tipp:**
Man kann den Auflauf vor dem Überbacken auch mit Auberginen- oder Tomatenscheiben belegen, mit etwas Olivenöl beträufeln und nach dem Backen mit Oreganoblättchen bestreuen.

**Zutaten:**
4 Eier
(oder 8 Wachteleier)
Steinsalz, Pfeffer
10 g Alsan-S-Margarine
4 EL Schafs- oder Sojamilch, Reis- oder Hafermilch
100 g fein geschnittene gekochte Kartoffeln
je 50 g fein geschnittene Jungzwiebeln und Rinderschinken

## Gemüseblech mit Auberginen, Kartoffeln und Zucchini, dazu Minzen-Kräutersauce

2 Portionen

**Zutaten:**
- 1 kleine Aubergine
- 1 Zucchini
- 2 Fleischtomaten
- 2 gekochte mehlige Kartoffeln
- 1 Bund frischer Oregano
- 2 Knoblauchzehen zerdrückt
- 2 EL Olivenöl
- 50 g Lauch
- Vollsalz
- Pfeffer aus der Mühle
- Zitronensaft
- 50 g frisch geriebenen Schafskäse

**Zubereitung:**

Aubergine schälen, in ca. 1/2 cm starke Scheiben schneiden und mit Zitronensaft beträufeln. Zucchini, Tomaten und geschälte Kartoffeln ebenso in Scheiben schneiden, salzen und alles in einer großen beschichteten Pfanne mit Olivenöl beidseitig anbraten. Die Gemüsescheiben und Kartoffeln dachziegelartig auf einem gefetteten Blech aufschichten.

Fein geschnittenen Lauch und Knoblauch in einer Pfanne mit Olivenöl anschwitzen und fein geschnittenen Oregano untermischen. Über das Gemüse verteilen, salzen, pfeffern und in den vorgeheizten Ofen schieben (200°C). Nach etwa 10 Minuten den Schafskäse darüberstreuen und das Blech nochmals kurz in den Ofen schieben.

Portionen herausstechen und dazu eine Minzen-Kräutersauce (s. S. 79) servieren.

## Frisch geriebenes Gemüseschnitzel mit Mangold-Spinat und Sonnenblumenkernen

2 Portionen

**Zutaten:**
- 3 mittelgroße Kartoffeln
- 1/2 Zucchini
- 1/2 Karotte
- Vollsalz
- Muskat
- Thymian
- 2 EL Olivenöl
- 1 Eigelb (kann man auch weglassen)
- 200 g Mangold-Spinat
- 10 g Alsan-S-Margarine
- 50 g Zwiebel
- 2 Zehen Knoblauch
- 30 g Sonnenblumenkerne

**Zubereitung:**

Die geschälten Kartoffeln und das Gemüse auf der feinsten Reibe raspeln, leicht ausdrücken, mit (Eigelb) Salz, Muskat und frischem Thymian würzen und daraus in einer Pfanne mit Olivenöl ziemlich flach geformte Gemüseschnitzel (Fladen) beidseitig herausbraten.

Den Spinat putzen, waschen und im Kocheinsatz weich dämpfen. Zwiebeln fein schneiden, in einer Pfanne mit Margarine anbraten, Spinat dazugeben, mit Salz, Pfeffer, Knoblauch und Muskat würzen. Zuletzt die Sonnenblumenkerne untermischen und zu den Gemüseschnitzeln servieren. Eventuell mit Schafsjoghurt garnieren oder eine Kräuter-Basensauce (s. S. 79) dazu servieren.

## Kartoffelroulade
## mit Steinpilzen und Thymian-Basensauce
2 Portionen

**Zubereitung:**
Die Kartoffeln noch heiß pellen, etwas abkühlen lassen und durchpressen. Mit Dinkelmehl (Eiern) und Gewürzen vermischen (nicht kneten) und gut abschmecken. Den Teig auf eine nass ausgedrückte Serviette legen, ca. 2 cm ausrollen, mit dem Pilzragout bestreichen, einrollen. Die Serviette (Küchentuch oder Bratfolie) an beiden Enden gut zubinden und die Roulade in kochendem Wasser ca. 20 Minuten kochen lassen. Serviette entfernen, von der Roulade 6 dicke Scheiben abschneiden und diese in einer beschichteten Pfanne mit Margarine beidseitig kurz anbraten. Mit Basensauce servieren und mit frischen Kräutern garnieren.

**Steinpilzfüllung:**
Zwiebel in einer großen Pfanne mit Margarine anschwitzen. Die Pilze dazugeben, ebenfalls kurz anschwitzen und mit Salz, Pfeffer und Thymian würzen. Gut abschmecken.

**Tipp:**
Wird die Kartoffelroulade ohne Eier gemacht, so kann man zur Hälfte Hartweizengrieß und die jeweils angegebene Menge Sojamehl zum Teig mischen.

**Zutaten:**
ca. 500 g mehlige Kartoffeln (mit Schale), weich gedämpft
200 g feines Dinkelmehl (Vollwert)
2 Eier oder 4 Wachteleier (oder 2 El Sojamehl)
Steinsalz
Pfeffer aus der Mühle
1 TL fein geschnittene Thymianblätter
frisch geriebene Muskatnuss
10 g Alsan-S-Margarine

**Füllung:**
100 g frische Steinpilze (oder andere Pilze), geputzt und klein geschnitten,
10 g Alsan-S-Margarine
50 g fein geschnittene Zwiebeln
1 TL Thymianblätter
Thymian-Basensauce (siehe Rezept Seite 79)

Rezepte für die Anti-Pilz-Diät Stufe 2

## Kartoffelpizza mit Auberginenragout und Schafskäse
2 Portionen

**Zutaten:**
4 mittelgroße mehlige Kartoffeln, geschält
2 EL Olivenöl
1 Eigelb oder 2 Wachteleier (kann auch weggelassen werden)
Steinsalz, Muskatnuss
frischer Thymian und Ingwer
4 Scheiben Schafskäse
1 mittelgroße Aubergine
2 EL Tomatenmark
2 zerdrückte Knoblauchzehen
1 EL Olivenöl
50 g Jungzwiebeln, fein geschnitten
frisches Basilikum
Vollsalz, Pfeffer

### Zubereitung:
Aubergine in kleine Würfel schneiden. Zwiebel in einer Pfanne mit Olivenöl goldgelb rösten, Auberginenwürfel mitrösten, mit Tomatenmark, Ingwer, Knoblauch und feinen Basilikumstreifen sowie mit Salz und Pfeffer abschmecken. Die Kartoffeln auf der feinsten Reibe raffeln, den Saft ausdrücken, mit (Eigelb,) Salz, Thymian, Muskatnuss und Pfeffer vermischen. In einer Pfanne mit Olivenöl dünne Kartoffelreibekuchen beidseitig herausbacken. Diese mit dem heißen Auberginenragout und mit Schafskäse belegen. Eventuell kurz überbacken und mit Frischkräutern garnieren.

> **Tipp:**
> Zu allen Gerichten kann man die auf Seite 79 beschriebene Kräuter-Basensauce dazugeben!

## Baked Potatoes mit Schafsquark und Gemüsegulasch
2 Portionen

**Zubereitung:**
Die gut gewaschenen Kartoffeln in Folie wickeln und im heißen Backofen auf Salzunterlage garen (ca. 1 Stunde) bis sie weich sind. Dann die Folie einschneiden (evtl. entfernen), die Kartoffeln auseinanderdrücken und den Schafsquark einfüllen. Mit frischen Kräutern garnieren.
Für das Gemüsegulasch die Zwiebeln und den Paprika in einer großen Pfanne anbraten, dann die Champignons mitbraten, das Tomatenmark dazugeben, mit Gemüsebrühe aufgießen und die Flüssigkeit reduzieren lassen. Mit Salz, Pfeffer, Knoblauch und den feinen Kräutern würzen und abschmecken (evtl. mit $1/8$ l Basen-Kräutersauce s. S. 79). Zu den Kartoffeln servieren.

**Zutaten:**
4 große mehlige Kartoffeln mit Schale
200 g milder Schafskäse
Bratfolie (Alufolie)
Steinsalz

**Gemüsegulasch:**
je eine gelbe und grüne Zucchini, oder grüne und rote Paprikaschote, halbiert, entkernt und in Streifen geschnitten
20 g Alsan-S-Margarine
50 g fein geschnittene Zwiebeln
2 zerdrückte Knoblauchzehen
100 g frische feste Champignons geviertelt
1 EL Tomatenmark
1 Bund frischer Oregano oder Majoran, fein geschnitten
Vollsalz, Pfeffer
$1/8$ l Gemüsebrühe

Rezepte für die Anti-Pilz-Diät Stufe 2

## Kartoffelgulasch mit Puten-Leberkäse
2 Portionen

**Zutaten:**
300 g Kartoffeln, geschält
100 g Puten-Leberkäse
100 g Zwiebel
50 g Tomatenmark
ca. 1/2 l Wasser
2 Knoblauchzehen
Steinsalz
Kümmel, gemahlen
Thymian, frisch
1 EL Paprikapulver edelsüß
1 EL Apfelessig natur
2 EL Öl
10 g Alsan-S-Margarine
1 Lorbeerblatt, Pfeffer
evtl. Schafsjoghurt zum Garnieren

**Zubereitung:**
Öl und Alsan-Margarine in eine Stielkasserolle geben. Klein geschnittene Zwiebel und zerdrückten Knoblauch darin goldgelb anbraten. Mit Paprikapulver und Tomatenmark verrühren. Kartoffeln vierteln und zugeben. Mit gemahlenem Kümmel, Lorbeerblatt, Salz und Pfeffer würzen. Wasser zugeben. Langsam weich kochen. Zuletzt den grob geschnittenen Leberkäse untermischen und das Gulasch mit Apfelessig und Thymianblättern abschmecken. Anrichten und evtl. mit Schafsjoghurt garnieren.

## Hirsering mit Gemüseragout und Parmesan
2 Portionen

**Zutaten:**
1 Tasse Goldkernhirse
10 g Alsan-Margarine
50 g Lauch
2–3 Tassen Wasser
1/8 l Basensauce (s. S. 79)
1 EL frisch geschnittene Majoranblätter
Steinsalz
40 g frisch geriebener Parmesan oder Hartkäse vom Schaf oder von der Ziege

**Gemüseragout:**
1/8 l Basensauce
ca. 250 g gemischtes Gemüse wie Kohl, Kraut, Kohlrabi, Blumenkohl und Bohnen

**Zubereitung:**
Lauch klein schneiden und in einem Kochtopf mit Margarine anschwitzen. Die Hirse anschwitzen, mit Wasser auffüllen und zugedeckt ausdünsten lassen (ca. 20 Minuten). Mit Salz und Majoran würzen. Den Käse und die Basensauce untermischen.
In einen kalt ausgespülten Reisring pressen und auf Teller stürzen. Das Gemüseragout in die Mitte füllen und mit Frischkräutern garnieren.
Für das Gemüseragout das Gemüse putzen, waschen, in größere Stücke schneiden und im Dampftopf weich garen. Mit Basensauce mischen, mit Kräutern, Salz und Muskat abschmecken.
Etwas Basensauce extra dazureichen!

Rezepte für die Anti-Pilz-Diät Stufe 2

## Hirseauflauf mit Basensauce und buntem Gemüse
2 Portionen

**Zubereitung:**
Zwiebel fein schneiden, Zucchini und Paprika in kleine Würfel oder Scheiben schneiden.
Alles in einem Kochtopf mit Margarine anbraten, Hirse zugeben, kurz anschwitzen und mit Wasser auffüllen.
Einmal aufkochen lassen, dann bei mäßiger Hitze zugedeckt ausdünsten lassen (ca. 20 Minuten), bis die Hirse schön aufbricht und weich wird.
Hirse in eine Schüssel geben, mit Schafskäse und Joghurt mischen, mit Salz und Pfeffer würzen, in eine gefettete Auflaufform füllen und im Ofen kurz überbacken. Portionen herausstechen, mit etwas Käse, Joghurt und Oregano garnieren. Dazu etwas Basensauce reichen.

**Zutaten:**
150 g Goldkernhirse
ca. 400 ml Wasser
je 50 g Zwiebel, Zucchini gelb und grün, Paprikaschoten rot
20 g Alsan-S-Margarine
Steinsalz
1 Bund Oregano, frisch
Pfeffer
100 g zerkleinerter Schafskäse
120 g Schafsjoghurt
Basensauce (s. S. 79)

## Hirseeintopf mit Gemüse
2 Portionen

**Zubereitung:**
Das Gemüse klein schneiden, die Zwiebel fein hacken. In einem Kochtopf Zwiebel und das geschnittene Gemüse (außer Zucchini) in Margarine anschwitzen, die Hirse zugeben, umrühren und mit Gemüsebrühe aufgießen. Salzen und weich kochen lassen. Das Zuchhinigemüse kurz vor dem Abschmecken dazugeben. Mit Salz, Pfeffer und frischem Majoran (evtl. pflanzl. Streuwürze ohne Hefe) würzen.

**Zutaten :**
150 g Goldkernhirse
je 50 g Zwiebel, Karotten, Sellerie, Zucchini, Lauch und Petersilienwurzel
10 g Alsan-Margarine
Steinsalz
Pfeffer
1 EL frische Majoranblätter
ca. 1 l Gemüsebrühe (s. S. 76) oder Wasser

## Hirsotto mit Gemüsegulasch und Thymiansauce

2 Portionen

**Zutaten:**
1 Tasse Goldkernhirse (150 g)
50 g Jungzwiebel
2–3 Tassen Gemüsebrühe (s. S. 76)
Steinsalz
10 g Alsan-S-Margarine
ca. ⅛ l Majoran-Basensauce (s. S. 79)

**Gemüsegulasch:**
ca. 250 g Gemüse wie gelbe Rüben, Karotten, Zucchini, Stangensellerie, Jungzwiebel,
frischer Majoran,
Steinsalz
Muskatnuss
Ingwer frisch
ca. ⅛ l Majoran-Basensauce
10 g Alsan-S-Margarine

**Zubereitung:**
Jungzwiebel klein schneiden und in einer Kasserolle mit Alsan anschwitzen. Die gewaschene und abgetropfte Hirse zugeben und ebenfalls kurz anschwitzen. Mit etwas Gemüsebrühe aufgießen und langsam köcheln lassen, bis die Hirse aufbricht und weich wird. Immer wieder etwas Gemüsebrühe dazugießen und wieder umrühren (wie bei einem Risotto). Zuletzt salzen und gut auflockern. Das Hirsotto darf nicht trocken sein. Mit Basensauce strecken und evtl. nachwürzen. Mit einem Eisportionierer anrichten.

Für das Gemüsegulasch das Gemüse schälen und gefällig schneiden. Die Jungzwiebel in Ringe schneiden und in Alsan-Margarine anschwitzen. Zucchini in Scheiben geschnitten mitbraten und mit Majoranblättern, Salz, Ingwer und Muskat würzen. Das restliche Gemüse am besten im Kocheinsatz weich dämpfen und dazumischen. Die Basensauce druntermischen und gut abschmecken. Mit etwas Schafsjoghurt und frischem Majoran garnieren.

## Hirsenockerln mit pikantem Gemüse-Ratatouille, Knoblauch und Schafsjoghurt
2 Portionen

### Zubereitung:
Feingeschnittene Zwiebel in einem Kochtopf mit Margarine anschwitzen, die Hirse dazugeben, wieder kurz anschwitzen und mit Wasser auffüllen. Einmal aufkochen lassen, dann auf Stufe 1 ca. 20 Minuten zugedeckt ausdünsten. Den Kochtopf vom Herd nehmen und zugedeckt weitere 20 Minuten stehen lassen, damit die Hirse schön aufbricht.

Mit in Streifen geschnittenem Bärlauch oder mit zerdrückten Knoblauchzehen, Salz und Pfeffer aus der Mühle würzen. Das Schafsjoghurt untermischen, mit einer Fleischgabel auflockern und mit einem ovalen Eisportionierer Nockerln anrichten.

Für das Ratatouille das Gemüse grobwürfelig schneiden. Die in Scheiben geschnittenen Karotten im Kocheinsatz weich dämpfen. Die Zwiebel in einer großen Pfanne mit Olivenöl anschwitzen, dann Zucchini und Auberginen mit Knoblauch dazugeben und mitbraten. Mit Tomatenmark, Oregano, Salz, Pfeffer und Basensauce abschmecken. Zu den Hirsenockerln servieren.

### Zutaten:
150 g Goldkernhirse
300 ml Wasser
10 g Alsan-S-Margarine
Vollsalz
3 Zehen Knoblauch oder
1 Bund Bärlauch
$1/8$ l Schafsjoghurt
50 g Zwiebel

### Gemüse-Ratatouille:
50 g Zwiebel
2 Knoblauchzehen
2 EL Tomatenmark natur
100 g Auberginen
100 g Zucchini
50 g Stangensellerie
50 g Karotten oder gelbe Rübe
2 EL Olivenöl
Steinsalz
Pfeffer aus der Mühle
1 Becher Schafsjoghurt
$1/8$ l Basensauce
(s. S. 79)

Rezepte für die Anti-Pilz-Diät Stufe 2

## Hirseplätzchen mit Gemüse-Ratatouille, Mangold-Spinat und Kräuterdip

2 Portionen

**Zutaten:**
1 Tasse Goldkernhirse
1 ½ Tassen Wasser oder Gemüsebrühe
10 g Alsan-S-Margarine
50 g fein geschnittene Zwiebel
1 EL frisch gehackte Majoranblätter
Steinsalz
Pfeffer aus der Mühle
2 EL Schafsjoghurt oder Schafskäse, gerieben

Gemüse-Ratatouille:
je 50 g grobe Zwiebelwürfel, Paprikaschoten grün und gelb, Auberginenwürfel, Zucchinischeiben (gelb und grün)
Tomatenviertel geschält und entkernt
Mangold-Spinat
10 g Alsan-S-Margarine
Steinsalz
Pfeffer aus der Mühle
ca. ⅛ l Basensauce (s. S. 79)
2 Zehen Knoblauch, gepresst
2 EL frisches Basilikum
ca. ⅛ l Gemüsebrühe

Kräuterdip:
2 EL Olivenöl
3 EL fein geschnittenes Basilikum
1 EL Schafsjoghurt oder Mandeln
Steinsalz

### Zubereitung:

Hirse unter kaltem Wasser in einem Haarsieb waschen und gut abtropfen lassen. Zwiebel in einem Kochtopf mit Margarine anschwitzen, Hirse zugeben, durchrühren und mit Gemüsebrühe auffüllen. Einmal aufkochen und bei reduzierter Hitze zugedeckt aufquellen lassen, bis die Hirse schön aufbricht und weich ist. Dann mit einer Fleischgabel auflockern. Die Hirse in eine Schüssel geben, mit Joghurt oder Käse vermischen und mit Majoran, Salz und Pfeffer gut abschmecken. Die Masse (im Wasserbad warm halten) mit einem großen Eisportionierer anrichten und etwas flach drücken.

Für das Gemüse-Ratatouille sämtliches Gemüse ungefähr gleich groß schneiden. Zwiebel in einer großen Pfanne mit Margarine anschwitzen, Paprika, Zucchini und Auberginen zugeben, wieder kurz anschwitzen und mit Gemüsebrühe aufgießen. Mit Knoblauch, Salz und Pfeffer würzen und auf „Biß" weichdünsten. Dann die Tomaten, Basensauce und frisches Basilikum untermischen.

## Kräuterdip:

### Zubereitung:

Basilikumblätter im Mixer mit Öl und Schafsjoghurt zu einer dicken Paste mixen und etwas salzen.

## Hirsenudeln mit Steinpilzragout
2 Portionen

**Zubereitung:**
Alle Zutaten zu einem Teig kneten und ca. 1 Stunde (mit Klarsichtfolie abgedeckt) ruhen lassen. Der Teig soll ziemlich fest sein, im Bedarfsfall gibt man etwas Wasser dazu. Mit Hilfe einer kleinen Nudelmaschine den Teig weiter verarbeiten. Die Nudeln in Salzwasser „al dente" kochen, abseihen, anrichten, mit Butterflocken bestreuen und mit der Steinpilzsauce servieren.

Für die Steinpilzsauce klein geschnittene Zwiebel in einer großen Pfanne mit Margarine anbraten. Die geputzten, blättrig geschnittenen Steinpilze kurz mitbraten und (falls erlaubt) mit Weißwein ablöschen. Bis zur Hälfte reduzieren lassen, Milch zugeben und wieder einkochen lassen, bis die Sauce leicht sämig wird. Mit Salz, Pfeffer und Kerbel abschmecken. Zum Schluss mit gut gewürzter Basensauce (Majoran oder Kerbel) verlängern.

**Tipp:**
Die Nudeln eventuell mit Tomatenconcassee (geschälte und entkernte Tomaten klein geschnitten) und frischem Basilikum oder Kresse garnieren.

**Tipp:**
Falls auf Eier zu verzichten ist, kann man auch gekaufte Vollkornnudeln verwenden. Die italienischen Nudeln – mit Hartweizengrieß – sind meist ohne Eier gemacht.

**Zutaten:**
**Nudelteig:**
100 g fein gemahlene Hirse (Dinkel, oder Weizen)
100 g Hartweizengrieß
2 Eier (falls erlaubt, sonst mehr Wasser)
2 EL Olivenöl
evtl. 1 EL fein gehacktes Basilikum

**Steinpilzsauce:**
50 g Jungzwiebel oder Schalotten
150 g Steinpilze (Champignons, Pfifferlinge)
Evtl. $1/8$ l trockener Weißwein (oder Gemüsebrühe)
$1/8$ l Schafsmilch
$1/8$ l Basensauce (s. S. 79)
1 Bund Kerbel, fein geschnitten
Pfeffer aus der Mühle
Steinsalz
10 g Alsan-S-Margarine

## Hirsenudeln „Carbonara"

2 Portionen

**Zutaten:**
250 g fein gemahlenes Dinkel- und Hirsemehl (je zur Hälfte gemischt)
1 TL Steinsalz
1 Ei (2 Wachteleier oder mehr Wasser)
6–8 EL Wasser oder Sojamilch

**Carbonara-Sauce:**
10 g Alsan-S-Margarine
50 g Zwiebel
50 g Putenschinken
1. EL gehackte Petersilie
$1/4$ l Schafsmilch oder Sojamilch
Steinsalz, Pfeffer aus der Mühle
2 Knoblauchzehen
1–2 Eier
evtl. 10 g Alsan-S-Margarine und
10 g Dinkelmehl miteinander verkneten

**Zubereitung:**
Mehl, Salz (Ei) und Flüssigkeit in einer Schüssel gut vermischen und zu einem glatten, nicht zu festen Teig verkneten (gut 20 Minuten). Den Teig unbedingt einige Stunden, am besten über Nacht mit Folie zugedeckt ruhen lassen.
Mit der Nudelmaschine ausrollen und feine Nudeln schneiden. Die Schnittflächen gut bemehlen, dann die Nudeln in Salzwasser mit 1 EL Öl geben und „al dente" (mit Biss) kochen.
Mit „Carbonara-Sauce" servieren.
Für die Carbonara-Sauce fein geschnittene Zwiebel in Margarine mit zerdrücktem Knoblauch anbraten. Fein geschnittenen Putenschinken zugeben und kurz mitrösten. Mit Milch aufgießen und ca. zur Hälfte einkochen lassen, bis die Sauce dicklich wird. Evtl. mit Mehlbutterflocken auf die gewünschte Konsistenz bringen. Sauce vom Herd nehmen, die aufgeschlagenen Eier einrühren und stocken lassen. Sauce mit Salz, Petersilie und Pfeffer abschmecken. Über die Nudeln anrichten.

> **Tipp:**
> Auf Eier kann auch verzichtet werden, wenn man statt dessen 1 EL Sojamehl und mehr Wasser (etwas mehr als ein Ei wiegt!) zum Teig gibt. Es gibt auch im Handel Vollkornnudeln ohne Ei. Ebenso kann die halbe Mehlmenge in Form von Hartweizengrieß ausgetauscht werden.

## Gefüllte Zucchini mit Polentanockerln und Schafskäse
2 Portionen

**Zubereitung:**
Zucchini waschen, Strunk entfernen und der Länge nach durchschneiden. Fein geschnittene Zwiebel in einer Pfanne mit Margarine anschwitzen, zerdrückten Tofu dazugeben, mit Milch vermischen und mit zerdrücktem Knoblauch, Majoran, Salz und Pfeffer würzen. Tomatenwürfel zuletzt unterheben.
Die Zucchini im Kocheinsatz weich dämpfen und mit dem Tofu-Ragout füllen, evtl. mit etwas Schafskäse kurz überbacken oder bestreuen. Polentanockerln s. S. 94.
Basensauce s. S. 79.

**Zutaten:**
2 mittelgroße Zucchini
30 g fein geschnittene Zwiebel
10 g Alsan-S-Margarine
etwas Meer- oder Steinsalz
1 Knoblauchzehe
100 g Tofu
1 EL Oreganoblätter
2–3 EL Schafs- oder Sojamilch
Pfeffer aus der Mühle
evtl. 50 g geschälte und gewürfelte Tomaten

## Buchweizenfrikadellen mit Gemüsegulasch, Ei und Kräuter-Basensauce
2 Portionen

**Zubereitung:**
Zwiebel klein schneiden, Champignons blättrig schneiden. Beides in einer Kasserolle mit Margarine anschwitzen, Buchweizen und zerdrückten Knoblauch zugeben und mit Wasser auffüllen. Einmal aufkochen lassen, dann bei mäßiger Hitze zugedeckt ausdünsten lassen (ca. 20 Minuten).
Wenn das Getreide weich ist, in eine Schüssel geben und abkühlen lassen. Mit Eigelb, Thymian, Salz und Pfeffer abschmecken. Aus der Masse kleine Fladen formen und diese in einer Pfanne mit Olivenöl beidseitig kurz braten. Die Fladen mit Schafsjoghurt und frischem Thymian garnieren. Dazu serviert man Basensauce (s. S. 79) und Gemüsegulasch (s. S. 101).

**Zutaten:**
150 g Buchweizen (ganzes Korn)
ca. 300 g Wasser
1 Eigelb (oder 3 EL Basensauce)
10 g Alsan-Margarine
50 g Zwiebel
50 g Champignons
1 Bund Thymian
Steinsalz
Pfeffer aus der Mühle
2 Zehen Knoblauch
1 EL Olivenöl

Rezepte für die Anti-Pilz-Diät Stufe 2

## Buchweizennockerln mit Fenchelgemüse und Thymiansauce

2 Portionen

**Zutaten:**
150 g Buchweizen
300 g Gemüsebrühe (s. S. 76) oder Wasser
20 g Alsan-S-Margarine
50 g Lauch
50 g gelbe Rüben oder Karotten
Vollsalz
etwas Galgant-Wurzel oder Ingwer fein gemahlen bzw. geschnitten
50 g fein zerkleinerter Schafskäse
ca. 80 g Schafsjoghurt
10 frische, fein geschnittene Salbeiblätter

Fenchelgemüse:
2 Fenchelknollen, Fenchelgrün
10 g Alsan-S-Margarine
Je 60 ml Gemüsebrühe, evtl. Weißwein (trocken), Schafsmilch und Basensauce (s. S. 79)
Steinsalz

### Zubereitung:

Lauch und gelbe Rüben klein schneiden und in einer Kasserolle mit Alsan anschwitzen. Buchweizen zugeben, ebenfalls kurz anschwitzen und mit Gemüsebrühe oder Wasser aufgießen. Salzen, einmal aufkochen lassen, Kochplatte zurückschalten und zugedeckt etwa 20 Minuten ausdünsten lassen, bis der Buchweizen schön aufgebrochen und weich ist.

Schafskäse und Joghurt untermischen (mit Fleischgabel lockern), mit Galgant, Salz und Salbeiblättern gut abschmecken.

Für das Fenchelgemüse die Fenchelknollen putzen, halbieren, Strunk entfernen und mit dem Grün in Streifen schneiden. In einer Pfanne mit Alsan anschwitzen, mit Gemüsebrühe oder evtl. Weißwein ablöschen, kurz reduzieren, Schafsmilch zugeben und Fenchel weich dünsten. Dann mit Basensauce mischen und mit Fenchelgrün und etwas Salz abschmecken.

Mit einem ovalen Eisportionierer schöne Nockerln auf Tellern anrichten und mit Basensauce und Fenchelgemüse servieren.

> **Tipp:**
> Sämtliche Getreidearten wie Reis – Buchweizen – Hirse können in reichlich Wasser gekocht und abgetropft werden. Erkaltet kann man am nächsten Tag tolle Gerichte daraus machen.

Rezepte für die Anti-Pilz-Diät Stufe 2

## Buchweizenrisotto mit Gemüse und Pilzen
2 Portionen

**Zubereitung:**
Fein geschnittene Zwiebel in Margarine anschwitzen, Buchweizen zugeben, kurz rösten und mit Gemüsebrühe aufgießen. Zugedeckt (ca. 20 Minuten) ausdünsten lassen, salzen und mit frisch geschnittenen Majoranblättern abschmecken.
Das Gemüse in gefällige Scheiben schneiden und im Kocheinsatz weich dämpfen (Zucchini später zugeben). Pilze putzen, Zwiebel klein schneiden und beides in einer Kasserolle mit Olivenöl anbraten. Basensauce zugeben und mit Salz, Pfeffer, Ingwer und Kerbel abschmecken. Zuletzt das gedämpfte Gemüse dazumischen und nochmals nachwürzen. Das Risotto mit einem Reisring anrichten und das Gemüse mit den Pilzen in die Mitte geben. Mit Kerbel garnieren.

> **Tipp:**
> Buchweizen ist ein Knöterichgewächs. Man kann Buchweizen auch fein mahlen und das Mehl – wie Weizenmehl – verwenden!

**Zutaten:**
1 Tasse Buchweizen (150 g)
50 g Jungzwiebel
2–3 Tassen Gemüsebrühe (s. S. 76)
Steinsalz
10 g Alsan-S-Margarine
ca. $1/8$ l Majoran-Basensauce (s. S. 79)
1 EL frische Majoranblätter

**Gemüse:**
Ca. 150 g Gemüse, wie Karotten, Zucchini, gelbe Rüben
30 g Zwiebel
1 EL Olivenöl
100 g Pfifferlinge
1 TL Kerbel, frisch
Salz
Pfeffer
Ingwer

## Gemüseschnitzel mit Buchweizenfrikadellen und Schafsjoghurt-Creme

2 Portionen

### Zutaten:
3 gelbe Rüben oder Karotten
1 Zucchini
1 Kartoffel
1 Eigelb (oder 3 EL Kräutersauce)
Steinsalz, frisch geriebene Muskatnuss
5 frische Salbeiblätter, fein geschnitten
10 g Alsan-S-Margarine
50 g Lauch, fein geschnitten
2 Knoblauchzehen
2 EL Olivenöl

### Schafsjoghurt-Creme:
2 Becher Schafsjoghurt (ca. 200 g)
Saft einer halben Zitrone
Steinsalz
2 Knoblauchzehen

### Zubereitung:
Gelbe Rüben und Zucchini sehr fein reiben. Den Lauch in einer beschichteten Pfanne mit Alsan anschwitzen und zugeben. Salbei, zerdrückten Knoblauch und Eigelb untermischen. Mit Salz und Muskatnuss abschmecken.
In einer großen beschichteten Pfanne Olivenöl erhitzen und kleine flache Gemüseschnitzel herausbraten. Diese Gemüseschnitzel kann man auch auf einem glatten Grill machen. Wichtig ist, dass sie nicht zu dick sind (ca. 1 cm stark) und dass sie „mit Gefühl" beidseitig goldgelb gebraten bzw. gegrillt werden. Schafsjoghurt mit den Zutaten leicht vermischen (nicht stark rühren) und zum Gemüseschnitzel servieren.

> **Tipp:**
> Getreide beinhaltet auf 100 g ca. 10 g Eiweiß. Daher kann man – wenn erforderlich – auf die Bindung mit Eiern verzichten, wenn man etwas Schafsjoghurt, Schafstopfen, Schafskäse (gerieben) oder Kräuter-Basensauce zum gegarten Getreide mischt. Ist das Getreide leicht gebunden, kann es mit einem Schöpfer oder Eisportionierer leichter angerichtet werden.

## Gemüselasagne mit Knoblauchdip
2 Portionen

**Zutaten:**
1 mittelgroße Aubergine
2 Zucchini
1 EL Olivenöl
1 Bund frisches Basilikum
Zitronensaft
Steinsalz

**Füllung:**
1 EL Olivenöl
2 Zehen Knoblauch
je 50 g Karotten, Sellerie, Zwiebel
1 Bund Basilikum
2 EL Tomatenmark
100 g zerkleinerter Schafskäse
10 g Alsan-S-Margarine
Steinsalz, Pfeffer aus der Mühle
½ l Gemüsebrühe (s. S. 76)

**Knoblauchdip:**
4 Zehen Knoblauch, fein zerdrückt
Steinsalz, Pfeffer
1 Becher Schafsjoghurt
fein geschnittenes Basilikum

### Zubereitung:
Zuerst für die Füllung feinst geschnittene Zwiebel, Karotten und Sellerie in einer großen Pfanne mit Olivenöl anschwitzen, Tomatenmark beigeben, salzen, mit Gemüsebrühe aufgießen und so lange dünsten, bis das Gemüse sehr weich und die Flüssigkeit verdunstet ist. Mit Pfeffer, fein zerdrücktem Knoblauch und fein geschnittenem Basilikum und Alsan-Margarine gut abschmecken.
Aubergine in ½ cm dicke Scheiben schneiden, salzen und mit Zitronensaft beträufeln. Zucchini der Länge nach in dünne Streifen schneiden und salzen. Auberginen und Zucchini in einer großen beschichteten Pfanne mit Olivenöl beidseitig anbraten und mit fein gehacktem Basilikum bestreuen. Eine feuerfeste Form ausbuttern und schichtweise die Auberginen- und Zucchinischeiben mit dem Gemüseragout bestreichen. Dazwischen Basilikumstreifen und etwas Schafskäse geben. Zum Schluss Schafskäse darüber streuen und im heißen Ofen bei 200° C ca. 10 Minuten überbacken.

**Tipp:**
Die Füllung oder das Sugo kann auf Vorrat gemacht werden. Es hält sich gut einige Tage im Kühlschrank.
Ideal zu verwenden, statt Fleischsugo!

Rezepte für die Anti-Pilz-Diät Stufe 2

## Steinpilz-Kartoffel-Gulasch mit Putenwurst und Schafsjoghurt

2 Portionen

**Zutaten:**
300 g Kartoffeln (mehlig)
100 g Putenwurst (Frankfurter)
100 g Zwiebel
2 Zehen Knoblauch
1 EL Paprikapulver
2 EL Olivenöl
2 EL Tomatenmark (ungesüßt)
2 Lorbeerblätter
Kümmel gemahlen
1 TL frisch gehackter Thymian
1 l Gemüsebrühe (s. S. 76) oder Wasser
Steinsalz,
Pfeffer aus der Mühle
2 EL Schafsjoghurt
50 g getrocknete Steinpilze

**Zubereitung:**
Zwiebel fein schneiden. Kartoffeln schälen und in nicht zu große Würfel schneiden.
Zwiebeln in einem Kochtopf mit Olivenöl goldgelb anbraten, Paprikapulver, getrocknete Steinpilze und Tomatenmark dazugeben und mit Gemüsebrühe aufgießen.
Die Kartoffelwürfel dazugeben, mit Salz, Pfeffer, Lorbeer, Knoblauch, Kümmel und Thymian würzen und langsam weich kochen lassen. (Wenn das Gulasch zu wenig sämig ist, dann 2 EL Dinkelmehl oder Kartoffelstärke mit 4 EL Wasser verrühren und damit eindicken.) Die in Scheiben geschnittene Putenwurst dazugeben, eventuell nachwürzen, anrichten und mit je 1 EL Joghurt garnieren.

**Tipp:**
Zwiebel ist roh genossen leichter verdaulich als gekocht. Daher sollten die Mengen beachtet werden. Am Abend ist auf Zwiebel vorzugsweise zu verzichten, da Blähungsgefahr besteht.

## Zucchini-Kartoffel-Gratin mit Ofenkartoffeln und Thymiansauce
2 Portionen

**Zubereitung:**
Kartoffeln der Länge nach schneiden. Die Kartoffelhälften etwas gerade schneiden, auf ein gefettetes Backblech setzen, mit Salz und Kümmel bestreuen und im Ofen bei 200° C etwa 45 Minuten backen, bis die Kartoffeln weich sind. Die klein geschnittene Lauchzwiebel in einer großen Pfanne mit Margarine anschwitzen, die Zucchinischeiben dazugeben und anbraten. Wenn die Zucchinis bissfest sind, herausnehmen und zur Seite stellen. Die Karottenscheiben in die Pfanne geben, mit Mineralwasser auffüllen und weich dünsten. Es darf keine Flüssigkeit zurückbleiben. Eigelb (evtl.) mit Joghurt verrühren und unter das Gemüse mischen. Mit Salz, Muskat und Pfeffer würzen, den zerkleinerten Schafskäse unterheben, in eine Auflaufform füllen und im vorgeheizten Ofen kurz überbacken.
Zubereitung der Thymiansauce s. S. 79.

**Zutaten:**
Je 2 mittelgroße Karotten und Zucchini, in Scheiben geschnitten
50 g junge Lauchzwiebel
10 g Alsan-S-Margarine
ca. $1/4$ l Mineralwasser
1 Eigelb (kann man auch weglassen)
50 g Schafsjoghurt, dick oder Schafsquark
Steinsalz, Muskatnuss
50 g Schafskäse
Je 2 geschälte und halbierte Kartoffeln
Vollsalz, Olivenöl, ganzer Kümmel

> **Tipp:**
> Anstatt der Alsan-S-Margarine kann jede andere – möglichst ungehärtete – Vollöl-Pflanzenmargarine verwendet werden. Im Reformhaus erhältlich.

## Gefüllte Auberginen mit Fächerkartoffeln und Schafsjoghurt

2 Portionen

**Zutaten:**
- 1 mittelgroße Aubergine
- Zitronensaft
- 2 EL Olivenöl
- 50 g Zwiebel
- 100 g Champignons
- 100 g Zucchini
- 50 g Tomaten
- 1 Bund frische Oreganoblätter
- Steinsalz
- Pfeffer aus der Mühle
- 1/8 l Kräuter-Basensauce (s. S. 87)
- evtl. 50 g Schafsjoghurt
- 2 mittelgroße Kartoffeln geschält und in dünne Scheiben geschnitten
- Steinsalz
- Kümmel gemahlen

**Zubereitung:**

Die Auberginen der Länge nach halbieren, etwas aushöhlen, mit Zitronensaft bestreichen. auf ein geöltes Backblech legen und im vorgeheizten Ofen bei 180° C ca. 15–20 Minuten backen.

Die Fächerkartoffeln auf das gleiche gefettete Backblech legen, salzen, Kümmel daraufstreuen und im Ofen bei 220° C garen.

Für die Füllung klein geschnittene Zwiebel in einer großen Pfanne mit Olivenöl anbraten. Das klein geschnittene von der ausgehöhlten Aubergine und die blättrig geschnittenen Zucchini und Champignons mitbraten. Mit Salz, Pfeffer und fein geschnittenen Oreganoblättern abschmecken und zum Schluss die geschälten Tomatenwürfel untermischen. Mit Basensauce mischen und nochmals abschmecken. Diese Gemüsefüllung in die Auberginenhälften füllen und mit Joghurt garnieren. Die Fächerkartoffeln und etwas Kräutersauce gesondert dazu reichen.

> **Tipp:**
> Mit der gleichen Füllung können Sie auch gebratene Kartoffelhälften oder Zucchini- oder Gurkengemüse füllen.
> Mit Schafskäse gratinieren!

## Gefüllte Auberginen mit Buchweizen, Schafskäse und Tomatenconcassee
2 Portionen

**Zubereitung:**
Den Buchweizen waschen, abtropfen lassen und mit Margarine in einem Kochtopf mit fein geschnittener Zwiebel, zerdrücktem Knoblauch und Pilzen anschwitzen. Mit Wasser auffüllen und zugedeckt ca. 20 Minuten ausdünsten lassen. Käse (und Eigelb oder 2 EL Basensauce) untermischen und mit Majoran und Salz würzen.
Die Auberginenhälften mit Zitronensaft, Salz und Pfeffer würzen, mit dem Buchweizen füllen, mit etwas Käse belegen und im Ofen bei 180° C kurz überbacken. Mit Tomatenconcassee servieren.
Für das Tomatenconcassee die geschälten Tomaten in kleinere Würfel schneiden und in einer Pfanne mit Olivenöl kurz anschwitzen. Zerdrückten Knoblauch und Basilikum zugeben und mit Salz und Pfeffer abschmecken. Mit etwas Basensauce mischen.

**Tipp:**
Diese Füllung können Sie auch für Hirselaibchen oder andere Getreidegerichte als Garnitur verwenden!

Zutaten:
2 Auberginenhälften
etwas Zitronensaft
Steinsalz,
Pfeffer aus der Mühle
150 g Buchweizen (ganzes Korn)
ca. 300 ml Wasser
50 g Schalotten
50 g Pfifferlinge oder Champignons
50 g fein zerkleinerter Schafs- oder Ziegenkäse
10 g Alsan-S-Margarine
1 Eigelb (kann man auch weglassen)
1 EL fein geschnittene Majoranblätter
evtl. 2 Zehen Knoblauch

Tomatenconcassee:
150 g Tomaten, geschält und entkernt
2 EL fein geschnittenes Basilikum, frisch oder in Öl eingelegt
1 EL Olivenöl
Steinsalz
Pfeffer aus der Mühle
ca. 1/8 l Basensauce (s. S. 87)
evtl. 2 Zehen Knoblauch

Rezepte für die Anti-Pilz-Diät Stufe 2

## Geschmortes Fenchelgemüse mit Bircher-Benner-Kartoffeln

2 Portionen

**Zutaten:**
3–4 mittelgroße Fenchelknollen mit Fenchelgrün
¼ l Schafsmilch (Sahne) oder Basensauce
50 g Schalotten
2 EL Olivenöl oder 10 g Alsan-S-Margarine
4 mittelgroße mehlige Kartoffeln
Kümmel

**Zubereitung:**
Die Fenchelknollen putzen, eventuell die äußeren Schalen entfernen und die Knollen der Länge nach halbieren.
Die Schalotten und das Fenchelgrün klein schneiden, in einer Stielpfanne anschwitzen, Fenchel kurz anbraten und mit Schafsmilch aufgießen. Bei kleiner Hitze so lange zugedeckt einkochen lassen, bis der Fenchel weich ist. Dann den Fenchel herausnehmen, warm halten und die Flüssigkeit so lange reduzieren lassen, bis eine leicht dickliche Sauce entsteht (evtl. mit etwas Kräuter-Basensauce strecken, s. S. 79). Über den Fenchel gießen.
Die Kartoffeln sauber waschen, abtrocknen, der Länge nach halbieren, auf ein gefettetes Backblech legen, mit Kümmel bestreuen und im Backrohr bei 200° C ca. 40 Minuten garen.

## Gemüseauflauf mit Kerbelsauce

**Zutaten:**
50 g junger Lauch oder Zwiebel
300 g gemischtes Gemüse wie Kohl, Karotten, gelbe Rüben, Mangold-Spinat, Sellerie
frische Kräuter wie Thymian, Majoran und Oregano
50 g fein geriebener Schafskäse
Steinsalz, Muskatnuss
10 g Alsan-S-Margarine

**Zubereitung:**
Das Gemüse gefällig schneiden und im Kocheinsatz weich dämpfen. Fein geschnittenen Lauch oder Zwiebel in einem Kochgeschirr mit Margarine anschwitzen, das gedämpfte Gemüse dazugeben, mit den fein geschnittenen Kräutern, Salz und Muskat würzen. Den geriebenen Käse untermengen und das Gemüse im heißen Ofen kurz überbacken. Kerbelsauce (siehe Grundrezept Basensauce, S. 79) mit frischem Kerbel zubereiten.

## Kräuter-Basensauce Stufe 2 + 3
## Grundsauce für verschiedene Kräuter
4 Portionen

**Zutaten:**
200 g mehlige Kartoffeln, geschält
50 g Lauch oder Zwiebel
10 g Alsan-Margarine
ca. $^{1}/_{2}$ l Gemüsebrühe (oder Wasser)
frisch geriebene Muskatnuss,
Pfeffer aus der Mühle
4 EL Schafsmilch, Sojamilch oder Ziegenmilch
1 Bund frische Kräuter (Basilikum, Thymian, Majoran)
eventuell etwas Knoblauch
Steinsalz

**Zubereitung:**
Klein geschnittenen Lauch oder Zwiebel in einem Kochtopf mit Margarine anschwitzen und die würfelig geschnittenen Kartoffeln dazugeben, salzen und mit Gemüsebrühe aufgießen.
Kartoffeln garen und die fein geschnittenen Frischkräuter, Milch, Salz, Pfeffer und Muskat dazugeben. Das Ganze wird mit dem Mixstab oder im Mixglas püriert (evtl. etwas verdünnen) und abgeschmeckt.
Wird diese Sauce zu Fleisch- oder Fischgerichten gereicht, so kann man den beim Zubereiten austretenden Saft untermischen.
Je nach Zugabe der Frischkräuter erhält man eine Thymiansauce, Basilikumsauce, Majoransauce usw.

> **Tipp:**
> Diese Kräuter-Basensauce kann zum Binden von sämtlichen Getreidegerichten, Aufläufen oder Gemüse verwendet werden. Sie wird überall dort eingesetzt, wo zuvor in der traditionellen Küche Mehl- oder Einbrenn-Bindungen Bedeutung fanden.

Rezepte für die Anti-Pilz-Diät Stufe 2

## Fischrisotto mit Basilikumsauce
2 Portionen

**Zutaten:**
100 g Vollwertreis (Reis mit Silberhäutchen)
50 g Calamari, frisch
50 g Shrimps, frisch
30 g Lauch
30 g gelbe Rüben
2 Knoblauchzehen
1 EL fein geschnittene Basilikumblätter oder
1 TL gehackte Petersilie
2 EL Olivenöl
20 g fein gehackte Schalotten
200 g Wasser oder Fischsud
3–4 Safranfäden
Pfeffer aus der Mühle
Basilikumsauce (s. S. 79)

**Zubereitung:**
Fein geschnittenen Lauch mit Schalotten, Reis und Knoblauch in einer Kasserolle mit Olivenöl anschwitzen.
Mit Wasser oder Fischsud aufgießen, salzen und unter Rühren langsam weich werden lassen. Calamari in kleinere Stücke schneiden und mit dem Safran dazugeben. Zuletzt die frischen Shrimps untermischen und mit Basilikum und Pfeffer aus der Mühle abschmecken.
Mit einem großen Eisportionierer anrichten und evtl. mit separat gebratenen Calamari (oder anderen Fischen) und Shrimps garnieren. Mit Basilikum-Basensauce servieren!

**Tipp:**
Verwendet man zum Fischrisotto andere Fische, die zarter sind als Calamari, so werden diese extra angebraten und dem Risotto zum Schluss dazugegeben.

Rezepte für die Anti-Pilz-Diät Stufe 2

## Saiblingfilet mit Lauchsauce, Sojasprossen und Kürbisgemüse
für 2 Personen

**Zubereitung:**
Die Filets mit Basilikum, Zitronensaft, Salz und Pfeffer würzen und in einer beschichteten Pfanne mit Olivenöl beidseitig „rosa" braten, mit Sojasprossen garnieren.
Das Kürbisgemüse im Kocheinsatz weich dämpfen. Klein geschnittene Zwiebel in einer großen Pfanne mit Margarine anschwitzen, gedämpftes Kürbisgemüse zugeben, mit Basensauce mischen und mit Thymian, Salz, Muskat und Pfeffer abschmecken. Mit gerösteten Kürbiskernen bestreuen.

**Tipp:**
Achten Sie beim Kauf von ganzen Fischen darauf, dass die Kiemen rot sind, die Augen klar und das Fleisch fest ist. Der Fisch darf niemals riechen. Sie können ebenso jeden anderen filetierten Fisch verwenden. Auf das Wenden im Mehl kann verzichtet werden.

**Zutaten:**
2 Saiblingfilets à 100 g
1 TL Olivenöl
1 EL fein geschnittene Basilikum
Steinsalz
Pfeffer aus der Mühle
1 TL Zitronensaft
2 EL frische Sojasprossen

**Lauchsauce:**
100 g mehlige Kartoffeln, geschält und klein geschnitten
50 g Lauchgemüse, klein geschnitten
10 g Alsan-S-Margarine
$1/4$ l Gemüsebrühe oder Wasser
Steinsalz, Pfeffer aus der Mühle
2–3 EL Schafsmilch
Zubereitung wie auf Seite 79 beschrieben (Basensauce)

**Kürbisgemüse:**
200 g Kürbisgemüse (geschält, entkernt), klein geschnitten
30 g Zwiebel
10 g Alsan-S-Margarine
1 TL frische Thymianblätter
Steinsalz, Pfeffer aus der Mühle, Muskatnuss
2 EL Kürbiskerne, geröstet
$1/8$ l Basensauce (Rezept s. S. 79)

### Zutaten:
2 Schnitzel à 100 g
Steinsalz
Pfeffer aus der Mühle
1 TL Öl
Rosmarin-Basensauce
(siehe Grundsauce
S. 87) mit frischem
Rosmarin

### Gemüsegarnitur:
Je 2 Rosen Blumen-
kohl und Brokkoli
100 g Mangold-Spinat
4–6 junge Karotten
60 ml Basensauce
10 g Alsan-S-Margarine
Steinsalz, Pfeffer

## Gegrilltes Kalbs- oder Putenschnitzel mit Rosmarinsauce und Gemüsegarnitur
2 Portionen

### Zubereitung:
Zuerst die Basensauce bereiten (s. S. 79).
Den Mangold-Spinat in größere Stücke schneiden und im Koch-
einsatz weich dämpfen. Dann in einer Pfanne mit Margarine und
Basensauce schwenken und mit Salz und Pfeffer würzen.
Brokkoli, Blumenkohl und Karotten weich dämpfen oder kochen
(Wasser weiterverwenden), mit etwas Margarine einpinseln und
als Garnitur dazureichen. Die Schnitzel mit Salz und Pfeffer wür-
zen und in einer beschichteten Pfanne mit wenig Öl beidseitig
grillen oder braten. Das Fleisch soll „zart rosa und saftig" sein.
Eventuell abgelaufener Fleischsaft wird unter die Rosmarin-Basensauce gemischt.

### Zutaten:
2 Kalbsschnitzel
à 100 g (oder 2 Hüh-
nerbrüstchen)
1 TL Öl
Steinsalz
Pfeffer aus der Mühle
300 g Blattspinat,
frisch und geputzt
10 g Alsan-S-Margarine
2 Knoblauchzehen
1 kleine Zwiebel
Pfeffer aus der Mühle
4 EL Schafsmilch

## Gegrilltes Kalbsschnitzel oder Hühnerbrüstchen mit Rosmarinsauce und Blattspinat
2 Portionen

### Zubereitung:
Die fein geschnittene Zwiebel und den Knoblauch in einer Pfanne
mit Margarine anschwitzen, den gut abgetropften Spinat dazugeben und zusammenfallen lassen. Mit Salz und Pfeffer würzen.
Mit Schafsmilch verfeinern. Eventuell 4 EL Basensauce untermischen. Rosmarin-Basensauce (s. S. 79).
Die Kalbsschnitzel salzen, in einer beschichteten Pfanne mit Öl
beidseitig saftig braten und mit Spinat und Rosmarinsauce servieren.

# Vorschläge für den Speiseplan Anti-Pilz-Diät Stufe 3

### Wichtig:
Wie bei Stufe 2 gibt es auch bei Stufe 3 Dinkelfladen oder Dinkel-Sauerteigbrot. Das Frühstücksgetränk bleibt in Form von verschiedenen Kräutertees gleich, welche weiterhin ungesüßt getrunken werden sollen.

### Frühstück:
Bei Stufe 3 bleibt die Auswahl gleich wie bei Stufe 1 und 2

*Zusätzliche Aufstriche stehen zur Auswahl:*
Käseaufstrich mit Gemüse
Knoblauch-Kartoffel-Aufstrich
Sojaaufstrich mit Rinderschinken
Schafskäseaufstrich mit Thymian

### Mittagessen:
Im Unterschied zu Stufe 1 und 2 gibt es bei Stufe 3 als Vorspeise verschiedene Salate mit Joghurt-Dressing.

*Weitere Auswahl von Suppen:*
Grünkohlsuppe mit Buchweizen
Blumenkohlsuppe
Gurkensuppe mit Dill

### Bei Stufe 3 kann auch zu Mittag ein Getreidegericht nach Wahl ausgesucht werden:
Polenta mit Gemüse und Kerbelsauce
Hirseschnitzel mit Bohnengulasch
Gefüllte Paprika mit Hirse und Tomatensauce
Buchweizenfrikadellen mit Paprikagemüse
Buchweizenpfannkuchen
Buchweizenpfanne mit Brokkoli
Buchweizennudeln mit Radicchio
Buchweizen-Nudelauflauf
Gefüllte Kohlblätter mit Buchweizen
Kartoffelbrei mit Gemüse, Kraut und Putenwürstchen
Gefüllte Ofenkartoffeln mit Paprikagjuwetsch
Kartoffelrösti mit Brokkoli

Vorschläge für den Speiseplan Anti-Pilz-Diät Stufe 3

Vollwertreis mit Champignonragout
Vollwertreis-Nockerl mit Knoblauchsauce

Mildes Sauerkraut mit Sojasprossen

Geschnetzeltes Rind- oder Lammfleisch mit Gemüsepüree
Gemüseeintopf mit Lammfleisch

**Abendessen:**
Das Abendessen bleibt gleich wie bei Stufe 1 und 2: Basensuppen oder Aufstriche mit Pellkartoffeln!

# Muster-Speiseplan Anti-Pilz-Diät Stufe 3

## 1. Tag:

**Frühstück**
1 Kanne Anserinen- oder Zinnkraut-Tee
Dinkelfladen oder Sauerteigbrot
Knoblauch-Kartoffelaufstrich

**Mittagessen**
Blumenkohlsuppe oder Gurkensuppe
Polenta mit Gemüse und Kerbelsauce

**Abendessen**
1 Kanne Anserinen- oder Zinnkraut-Tee
Scheiben von warmen Pellkartoffeln
Knoblauch-Kartoffelaufstrich

## 2. Tag:

**Frühstück**
1 Kanne Melissen- oder Eberwurz-Tee
Dinkelfladen oder Sauerteigbrot
Käseaufstrich mit Gemüse

**Mittagessen**
Gemüse-Basensuppe
Hirseauflauf mit Gemüse und Basensauce

**Abendessen**
1 Kanne Melissen- oder Eberwurz-Tee
Scheiben von warmen Pellkartoffeln
Schafskäseaufstrich

## 3. Tag:

**Frühstück**
1 Kanne Brennnessel- oder Senikelwurz-Tee
Dinkelfladen oder Sauerteigbrot
Sojaaufstrich mit Rinderschinken

Anti-Pilz-Diät Stufe 3

**Mittagessen**
Grünkohlsuppe mit Buchweizen
Buchweizenpfanne mit Brokkoli

**Abendessen**
1 Kanne Brennnessel- oder Senikelwurz-Tee
Scheiben von warmen Kartoffeln
Sojaaufstrich mit Rinderschinken

### 4. Tag:

**Frühstück**
1 Kanne Lindenblüten- oder Blutwurz-Tee
Dinkelfladen oder Sauerteigbrot
Avocadoaufstrich

**Mittagessen**
Kürbis-Basensuppe
Geschnetzeltes mit Gemüsepüree
*oder*
Gemüseeintopf mit Lammfleisch

**Abendessen**
1 Kanne Lindenblüten- oder Blutwurz-Tee
Scheiben von warmen Kartoffeln
Avocadoaufstrich

### 5. Tag:

**Frühstück**
1 Kanne Waldmeister- oder Angelika-Tee
Dinkelfladen oder Sauerteigbrot
Mandelaufstrich

**Mittagessen**
Minestrone-Gemüsesuppe
Vollwert-Reisnockerln mit Knoblauchsauce

**Abendessen**
1 Kanne Waldmeister- oder Angelika-Tee
Scheiben von warmen Pellkartoffeln
Mandelaufstrich

## 6. Tag:

**Frühstück**
1 Kanne Weidenröschen- oder Citronella-Tee
Dinkelfladen oder Sauerteigbrot
Forellenaufstrich

**Mittagessen**
Karottensuppe
Pellkartoffeln mit Alsan-S-Margarine
*oder zur Wahl:*
Kartoffelbrei mit Kraut und Würstchen
*oder*
Gefüllte Ofenkartoffeln mit Paprikagjuwetsch
*oder*
Kartoffelrösti mit Brokkoli

**Abendessen**
1 Kanne Weidenröschen- oder Citronella-Tee
Dinkelfladen oder Sauerteigbrot
Forellenaufstrich

## 7. Tag:

**Frühstück**
1 Kanne Schafgarben- oder Efeu-Tee
Dinkelfladen oder Sauerteigbrot

**Mittagessen**
Gemüse-Basensuppe
Hirseschnitzel mit Bohnengulasch
*oder*
Gemüseeintopf mit Lammfleisch

**Abendessen**
1 Kanne Schafgarben- oder Efeu-Tee
Dinkelfladen oder Sauerteigbrot
Schafskäseaufstrich

# Rezepte für die Anti-Pilz-Diät Stufe 3

## Grundrezept für gebackene Brotfladen ohne Hefe

für 6 Fladen

**Zutaten:**
250 g fein gemahlenes Vollkornmehl (kurz vor der Zubereitung frisch gemahlen) aus Dinkel, Buchweizen, Quinoa oder Amaranth
¼ l kohlensäurereiches Mineralwasser oder Acidophilus-Milch (evtl. auch halb Wasser, halb Milch). Bei Milchunverträglichkeit nimmt man Schafs- oder Sojamilch. Anstatt Mineralwasser kann als Flüssigkeit auch Wasser oder Gemüsebrühe verwendet werden.

**Zum Würzen:**
Meersalz, gemahlener Kümmel oder Anis (Durch Zugabe von fein geschnittenen Zwiebeln, Knoblauch, Frischkräutern oder Bärlauch – in einer Pfanne mit Butter geschwenkt – werden „Anti-Pilz-Mittel" eingebaut und es ergeben sich zusätzliche Geschmacksrichtungen.)

**Zubereitung:**
Vollkornmehl mit gewählter Flüssigkeit zu einem Teig verrühren, diesen gut würzen und mit Hilfe eines nassen Esslöffels Fladen auf ein gefettetes oder mit Backpapier ausgelegtes Backblech auftragen. Evtl. mit Sonnenblumenkernen bestreuen.
Den Teig mit einer Gabel mehrmals einstechen und im vorgeheizten Backofen bei 220° C 15 Minuten backen. Die Fladen mit Hilfe einer breiten Spachtel umdrehen und weitere 5–10 Minuten ausbacken.
Die Fladen auf einem Gitter erkalten lassen. Dann mit einem sauberen Küchentuch abdecken und durchtrocknen lassen.

> **Tipp:**
> Für dieses Rezept nehmen Sie immer gleich viel Mehl wie Flüssigkeit. Sie können nach Belieben alles in den Teig hineingeben, was gut schmeckt z.B. Sonnenblumenkerne, Zwiebeln, Knoblauch, Lauch und vieles mehr – auch können Sie jede vermahlene Getreideart hinzugeben. Die Fladen bleiben lange frisch und können zur Vorratshaltung auch eingefroren werden.

## Buchweizen-Krautfladen
für 6 Fladen

**Zubereitung:**
Siehe Grundrezept Seite 128
Kraut mit Knoblauch und Gewürzen in einer großen Pfanne mit Butter anschwitzen, dünsten, leicht abkühlen lassen und unter die Teigmasse mischen.

Zutaten:
250 g frisch gemahlenes Buchweizenmehl (sehr fein)
Je 1/8 l Mineralwasser und Acidophilus-Milch (bei Milchunverträglichkeit Schafsmilch oder Sojamilch)
200 g fein geschnittenes Frischkraut oder Kohl
2 Zehen gepresster Knoblauch
10 g Alsan-S-Margarine oder evtl. Butter
Meersalz und gemahlener Kümmel

## Sauerkrautfladen
für 6 Fladen

**Zubereitung:**
Siehe Grundrezept Seite 128
Sauerkraut waschen, abtropfen lassen, klein schneiden und in einer Pfanne mit Olivenöl und fein geschnittenen Jungzwiebeln anschitzen, würzen und unter die Teigmasse mischen.

> **Tipp:**
> Sie können auch entkernte und klein geschnittene Oliven in den Fladenteig mischen, mit Sonnenblumenkernen bestreuen und backen.

Zutaten:
250 g Dinkel oder Buchweizen, frisch gemahlen (sehr fein)
1/4 l Mineralwasser mit Kohlensäure
100 g mildes Sauerkraut, fein geschnitten
50 g Jungzwiebel mit Grün
2 EL Olivenöl oder evtl. Butter
Meersalz, gemahlener Kümmel

Rezepte für die Anti-Pilz-Diät Stufe 3

## Buchweizenfladen mit Bärlauch
für 6 Fladen

**Zutaten:**
250 g sehr fein gemahlenes Buchweizenmehl
¼ l Gemüsebrühe oder Mineralwasser
2 Bund Bärlauch (wilder Knoblauch)
evtl. Lauch oder Schnittlauch
10 g Alsan-S-Margarine oder evtl. Butter
Meersalz

**Zubereitung:**
Siehe Grundrezept Seite 128.
Bärlauchstreifen und klein gehackten Knoblauch in einer Pfanne mit Fett anschwitzen und unter die Teigmasse mischen.

## Dinkelfladen mit Knoblauch und Oregano
für 6 Fladen

**Zutaten:**
250 g fein gemahlenes Dinkelmehl (Vollkorn)
Je ⅛ l Mineralwasser und Acidophilus-Milch (bei Milchunverträglichkeit Schafs- oder Sojamilch)
4 Knoblauchzehen, fein gepresst
2 Bund frische Oreganoblätter, fein geschnitten

**Zubereitung:**
Siehe Grundrezept Seite 128.
Die Kräuter und den Knoblauch unter die Teigmasse mischen.

> **Tipp:**
> Achten Sie immer darauf, dass die Temperatur so hoch ist, dass die Fladen innerhalb von 10 Minuten Farbe bekommen. Anderenfalls müssten Sie die Backzeit verlängern, dann werden die Fladen aber trocken.
> Übrigens, so richtig gut schmecken sie am zweiten Tag!

Rezepte für die Anti-Pilz-Diät Stufe 3

## Buchweizenfladen mit Blattspinat und Schafsquark
für 6 Fladen

**Zutaten:**
250 g Buchweizen, frisch gemahlen (sehr fein)
¼ l Gemüsebrühe oder Mineralwasser
50 g Schafsquark oder fein zerkleinerter Schafskäse
100 g frischer Blattspinat
1 kleine Zwiebel
2 Knoblauchzehen
10 g Alsan-S-Margarine oder evtl. Butter oder
2 EL Olivenöl
Meersalz

**Zubereitung:**
Siehe Grundrezept Seite 128.
Den frischen Blattspinat in einer großen Pfanne mit Butter und fein gehackter Zwiebel und Knoblauch zusammenfallen lassen. Grob hacken und unter die Teigmasse mischen. Den Schafsquark oder Käse dazugeben.

## Hirsefladen mit Schafsmilch
für 6 Fladen

**Zutaten:**
250 g Hirsemehl, frisch gemahlen (dadurch bester Geschmack)
⅛ l Schafsmilch (Ziegen- oder Stutenmilch)
⅛ l Schafsjoghurt
1 kleine Zwiebel, fein geschnitten
10 g Alsan-S-Margarine oder evtl. Butter oder
2 EL Olivenöl
Meersalz

**Zubereitung:**
Siehe Grundrezept Seite128
Joghurt, Zwiebel und Gewürze unter die Teigmasse mischen.

> **Wichtig:**
> Bei Milchunverträglichkeit kann anstatt der Butter bei allen Rezepten Pflanzenmargarine (Alsan-S) genommen werden.

Rezepte für die Anti-Pilz-Diät Stufe 3

## Grundrezept
## Candida-Sauerteigbrot ohne Hefe

**Zutaten:** für einen Laib Brot (ca. 1 kg)

**Sauerteigansatz:**
2 EL gekochte Dinkelkörner
5 cl Wasser (¼ Tasse)
100 g Dinkelmehl (½ Tasse)
Alles gut durchkneten und in einem mit Deckel verschlossenen Glas 2–3 Tage stehenlassen.

**Weitere Zutaten:**
1 kg (5 Tassen) frisches Dinkelmehl, kurz vor Verwendung fein gemahlen (biol. Anbau)
200 g gekochte Dinkelkörner (1 Tasse)
ca. ¼ l lauwarmes Wasser (1¼ Tassen)
2 EL Sonnenblumenkerne
Meersalz und gemahlener Kümmel

**Zubereitung:**
Den angesetzten Sauerteig mit lauwarmem Wasser mischen, Mehl, Dinkelkörner, Sonnenblumenkerne, Wasser, Meersalz und Kümmel in eine Rührschüssel geben und gut durchkneten.
Etwas Teig (ca. 100 g) wegnehmen und in einem Glas 12 Stunden lang bei Zimmertemperatur warm stellen. Danach kann der Teig bis zu einer Woche gekühlt für das nächste Brot aufgehoben werden. Alle Zutaten für den Brotteig gut kneten und mit dem Teigschluss nach oben in ein gut bemehltes Brotkörbchen geben (evtl. Kastenform). Gut 4–6 Stunden an einem warmen Ort abgedeckt „gehen" lassen. In dieser Zeit sollte der Brotteig 1 ½-mal so groß sein wie zu Anfang.
Den Brotteig auf ein gut bemehltes Backblech stürzen oder in der Kastenform belassen und bei 200° C im vorgeheizten Backofen (untere Schiene) ca. 45 Minuten backen. Auf einem Gitter auskühlen lassen. Am nächsten Tag anschneiden und genießen.

> **Bewährte Variationen:**
> Je nach Geschmack können Zwiebeln, Ingwer, Thymian, Knoblauch, Kresse, Lauch, Minze, Sesam, Kürbiskörner oder Leinsamen untergemischt werden. Die Mehle können auch gemischt werden! Wird der Brotteig in einer Kastenform gebacken, so kann man mehr Flüssigkeit dazugeben. Aus dem Teig können auch Fladen gebacken werden.

## Brot aus gekochtem Getreidebrei: Candida-Hirsebrot
4 Portionen

**Zubereitung:**
Hirse waschen, in einen Topf geben und mit Wasser auffüllen. Die Zwiebel in einer Pfanne mit Butter anschwitzen (nicht bräunen) und dazugeben. Salzen, einmal aufkochen und bei kleiner Flamme ca. 15 Minuten garen. Den Deckel abnehmen und den Hirsebrei in eine kalt ausgespülte Terrinenform pressen. Nach dem Abkühlen lässt sich das Hirsebrot gut schneiden und auf Reisen oder zur Arbeit mitnehmen.

**Zutaten:**
250 g Hirse (Goldkern)
$3/4$ l Gemüsebrühe oder Wasser (S. 84)
1 kleine Zwiebel, fein geschnitten (Jungzwiebel mit Grün)
10 g Alsan-S-Margarine, Olivenöl oder evtl. Butter
Meersalz

## Candida-Buchweizenbrot
4 Portionen

**Zubereitung:**
Siehe Candida-Hirsebrot.
Wenn sie den Getreidebrei in eine kleine Kastenform füllen, dann müssen Sie diese zuerst mit Klarsichtfolie auslegen.

**Zutaten:**
250 g Buchweizen
$3/4$ l Wasser oder Milch (Schafs- oder Sojamilch)
1 kleine Zwiebel (Jungzwiebel mit Grün), fein geschnitten
2 Zehen Knoblauch, zerdrückt
10 g Alsan-S-Margarine, Olivenöl oder evtl. Butter
Meersalz

## Candida-Quinoabrot oder Amaranthbrot
4 Portionen

**Zubereitung:**
Siehe Candida-Hirsebrot.

Amaranth und Quinoa sind Andengetreide, die bei uns weniger bekannt sind. Der Mineralstoffgehlat ist besonders hoch.

**Zutaten:**
250 g Quinoa oder Amaranth
$3/4$ l Gemüsebrühe oder Wasser
Schafs- oder Sojamilch
1 kleine Zwiebel
2 Knoblauchzehen
10 g Alsan-S-Margarine
Meersalz

## Käseaufstrich mit Gemüse
4 Portionen

**Zutaten:**
120 g Ziegen- oder Schafskäse
2–3 EL Soja- oder Schafsmilch
1 TL frisch geschnittene Basilikumblätter
1 TL kaltgepresstes Olivenöl

**Zubereitung:**
Den Käse im Mixer mit so viel Soja- oder Schafsmilch pürieren, dass eine cremige Masse entsteht. Der Käse kann (wenn er nicht zu weich ist) auch fein gerieben werden. Mit frischem Basilikum und Olivenöl abschmecken.

## Knoblauch-Kartoffelaufstrich mit Thymian
4 Portionen

**Zutaten:**
200 g mehlige Kartoffeln
10 g Alsan-S-Margarine
2 EL Schafsjoghurt (Schafsmilch)
Vollsalz
frisch geriebene Muskatnuss
3 Zehen Knoblauch
1 EL fein gehacktes Kerbel, Minze oder andere Frischkräuter

**Zubereitung:**
Kartoffeln im Kocheinsatz weich dämpfen, pellen und noch heiß durch die Kartoffelpresse drücken. Mit Margarine, feinst geschnittenem Knoblauch und Joghurt mischen, mit Salz, Muskat und Kräutern gut abschmecken. In einen Spritzsack füllen und portionsweise anrichten.

## Soja-Aufstrich mit Rinderschinken und Frischkräutern
4 Portionen

**Zutaten:**
150 g Tofu
2 Knoblauchzehen
30 g Zwiebel
10 g Alsan-S-Margarine
50 g Rinderschinken
1 EL frisch gehackte Kräuter
Steinsalz
Pfeffer aus der Mühle

**Zubereitung:**
Tofu und Rinderschinken klein schneiden und im Mixer fein pürieren. Klein geschnittene Zwiebel und Knoblauch in einer Pfanne mit Margarine anbraten, zugeben und mit den Kräutern mitmixen. Wenn der Aufstrich zu fest ist, evtl. etwas Flüssigkeit (Schafsjoghurt oder Wasser) beim Mixen zugeben. Mit Salz und Pfeffer abschmecken.

## Schafskäseaufstrich mit fein gehacktem Thymian
4 Portionen

**Zutaten:**
200 g Schafsquark
4 EL Schafsjoghurt
1 EL kaltgepresstes Öl
1 TL frisch gehackter Thymian
Steinsalz
2 Zehen Knoblauch

**Zubereitung:**
Den Schafsquark mit dem zerdrückten Knoblauch, Joghurt und Öl vermischen und mit Salz und Thymian würzen.

> **Tipp:**
> Sie können die Aufstriche auch auf Vorrat machen. Im Kühlschrank halten sie sich, gut abgedeckt, einige Tage. Vor dem weiteren Verzehr immer gut durchrühren und am besten mit einem kleinen Eisportionierer in kleine Schalen abfüllen und garnieren.

## Blattsalat mit Dressing aus Schafsjoghurt

4 Portionen

**Zutaten:**
1 Kopf gartenfrischer Kopfsalat oder Feldsalat, eventuell gemischt mit etwas Ruccola, Gartenkresse oder Schnittsalat

**Salatdressing:**
100 g Schafsjoghurt
2 EL kaltgepresstes Olivenöl (oder ein anderes Pflanzenöl)
1 EL Apfelbalsamico (natur)
Steinsalz
Pfeffer aus der Mühle
1 TL fein geschnittene Thymianblätter oder Majoran
1 TL Zitronensaft

**Zubereitung:**
Salat putzen, kurz waschen und gut abtropfen lassen. Die Zutaten für das Dressing miteinander verrühren und über den Salat geben.

**Tipp:**
Achten sie darauf, dass Sie das Joghurt nicht zu sehr rühren, damit es dicklich bleibt. Falls erlaubt, können Sie auch (zur Hälfte oder ganz) Sauerrahm verwenden!

## Leinöl-Salatdressing

4 Portionen

**Zutaten:**
1 Eigelb
3 EL kaltgepresstes Leinöl
2 EL Schafsjoghurt
Steinsalz
Pfeffer aus der Mühle
1 EL Balsamico-Essig (ungesüßt)

**Zubereitung:**
Eigelb mit allen Zutaten im Mixer kurz aufschlagen und dieses Dressing über den gemischten Blattsalat geben.

**Tipp:**
Ein Dressing ist immer praktisch, weil Sie den Salat bzw. die Salatmischung vorbereiten und anrichten können. Im Kühlschrank hält sich das Dressing tagelang.

# Salatvorschläge

**Eisbergsalat**
mit Tomaten, Paprikaschoten und Zwiebel

**Spinatsalat**
mit Fenchelstreifen und Knoblauch

**Paprikasalat**
mit Zwiebel, Knoblauch und Eisbergsalat

**Rettichsalat**
mit Schnittlauch und Schafsjoghurt

**Rote-Rüben-Salat**
mit Kümmel und sauren Apfelstreifen

**Weißkrautsalat**
mit Karotten, Zucchini und geriebenem Meerrettich

**Sauerkrautsalat**
mit Karotten und sauren Apfelspalten

**Chinakohlsalat**
mit gelben Rüben

**Gurkensalat**
mit Kümmel und Schafsjoghurt

**Radicchiosalat**
mit Zwiebeln und Lauch

Zum Anrichten der Salate eignet sich immer das Schafsjoghurt-Dressing (s. S. 136).

> **Wichtig:**
> Wegen ihrer Gärungsfeudigkeit sollten Salate niemals am Abend gegessen werden!

Rezepte für die Anti-Pilz-Diät Stufe 3

## Grünkohlsuppe mit Buchweizen
4 Portionen

**Zutaten:**
1 l Gemüsebrühe (s. S. 76) oder Wasser
100 g Buchweizen
10 g Alsan-S-Margarine
150 g Grünkohl
50 g Zwiebel
Steinsalz, Pfeffer
1 EL frisch gehackter Thymian

**Zubereitung:**
Grünkohl putzen, waschen und klein schneiden, Zwiebel auch klein schneiden. Erst die Zwiebel, dann den Kohl in einem großen Topf mit Margarine anbraten. Buchweizen zugeben, kurz mitbraten und mit Wasser oder Gemüsebrühe aufgießen. Salzen und bei mäßiger Hitze ca. 40 Minuten weich kochen lassen. Mit Thymian und Pfeffer abschmecken. Anrichten und mit Schafsjoghurt garnieren.

## Blumenkohlsuppe
4 Portionen

**Zutaten:**
300 g Blumenkohl (Karfiol), geputzt
1 l Gemüsebrühe (s. S. 76) oder Wasser
10 g Alsan-S-Margarine
1 Knoblauchzehe
50 g Zwiebeln
Steinsalz, Muskatnuss
1 EL geh. Petersilie
evtl. 2 EL Weißwein oder 1 TL Zitronensaft
4 EL Schafs- oder Sojamilch

**Zubereitung:**
Klein geschnittene Zwiebel und zerdrückten Knoblauch in einer Kasserolle mit Margarine anschwitzen. Blumenkohlröschen dazugeben und mit Gemüsebrühe oder Wasser auffüllen. Salzen und zugedeckt etwa 20 Minuten weich kochen. Mit dem Stabmixer pürieren, mit (Weißwein und) Schafsmilch vermengen. Mit Salz und Muskat nachwürzen.

## Gurkensuppe mit Dill
4 Portionen

**Zutaten:**
50 g Zwiebeln oder Schalotten
10 g Alsan-S-Margarine
150 g geschälte und entkernte Gurken
50 g Kartoffeln, geschält
3/4 l Wasser oder Gemüsebrühe
1 Bd. Dill
Steinsalz, Muskatnuss
1/8 l Schafsmilch

**Zubereitung:**
Salatgurken und Kartoffeln klein schneiden. Fein geschnittene Zwiebel in einem Kochtopf mit Margarine anschwitzen. Gurken und Kartoffeln zugeben, salzen, mit Gemüsebrühe auffüllen und weich kochen lassen. Im Mixglas mit Schafsmilch und frischem Dill pürieren, mit Salz und Muskat nachwürzen.

> **Tipp:**
> Sie können bei allen Suppen, falls erwünscht, auch Olivenöl statt Alsan-S-Margarine nehmen. 1 EL = 5 g / 1 TL = 3 g

## Hirseschnitzel mit Bohnengulasch
2 Portionen

**Zubereitung:**
Den fein geschnittenen Lauch in einer Kasserolle mit Margarine anschwitzen. Hirse zugeben und mit Wasser aufgießen. Salzen, einmal aufkochen und zugedeckt ca. 20 Minuten ausdünsten lassen, bis die Hirse schön aufgebrochen und weich ist.
In eine Schüssel geben und mit Käse, Thymian und Joghurt abschmecken. Mit einem Eisportionierer auf Teller anrichten und mit einer Palette wie Schnitzel flach drücken. Eventuell in einer beschichteten Pfanne braten.
Für das Bohnengulasch klein geschnittene Zwiebel und zerdrückten Knoblauch in einer Kasserolle mit Margarine anschwitzen. Tomatenmark und die Basensauce dazumischen. Die heißen Bohnen zugeben und mit Salz, Pfeffer und Bohnenkraut abschmecken.

> **Tipp:**
> Das Bohnengulasch kann auch auf Vorrat gekocht werden. Es hält sich sehr gut einige Tage im Kühlschrank.
> Übrigens – Sie können dieses Gericht auch im Wok zubereiten!

**Zutaten:**
1 Tasse Goldkernhirse
2–3 Tassen Wasser
10 g Alsan-S-Margarine oder Olivenöl
50 g Lauch
1 TL frische Thymianblätter
Steinsalz
80 g zerkleinerter Schafskäse
evtl. 2–3 EL Schafsjoghurt

**Bohnengulasch:**
je 100 g gekochte weiße und grüne Bohnen
2 EL Tomatenmark
10 g Alsan-S-Margarine oder Olivenöl
50 g Zwiebel
2 Zehen Knoblauch
1 TL frisches Bohnenkraut
Steinsalz
Pfeffer aus der Mühle
$1/4$ l Basensauce mit Tomaten (Rezept siehe Seite 79)

Rezepte für die Anti-Pilz-Diät Stufe 3

## Gefüllte Paprika mit Hirse und Tomaten-Basensauce

2 Portionen

**Zutaten:**
2 mittelgroße Paprikaschoten
1 Tasse Goldkernhirse
2–3 Tassen Wasser
10 g Alsan-S-Margarine
30 g Zwiebel, klein geschnitten
1 EL frische Thymianblätter, gehackt
Steinsalz
Pfeffer aus der Mühle
1 Eigelb (oder 3 EL Basensauce)
50 g fein zerkleinerter Schafs- oder Ziegenkäse

**Tomatensauce:**
4 Tomaten
100 g Tomatenmark
50 g Kartoffeln
50 g Zwiebel
1 Bund Basilikum, frisch (oder 1 EL in Öl eingelegt)
10 g Alsan-Margarine
Vollsalz
Pfeffer aus der Mühle
¼ l Wasser oder Gemüsebrühe (s. S. 76)
2 Zehen Knoblauch
1/16 l Schafs- oder Sojamilch

**Zubereitung:**
Hirse waschen und abtropfen lassen. Zwiebel in einem Kochtopf mit Margarine anschwitzen, Hirse zugeben, umrühren, salzen und mit Wasser auffüllen. Zugedeckt ca. 20 Minuten weich dünsten lassen. Die Hirse muss aufbrechen und weich sein. In eine Schüssel geben, mit Käse (Eigelb) und Thymian mischen, mit Salz und Pfeffer gut würzen. Die Masse muss kompakt sein.
Die Hirsemasse in die Paprikaschoten füllen und diese im Dampf (Kocheinsatz) ca. 10–15 Minuten weich dämpfen. Mit Tomatensauce servieren und mit frischem Basilikum garnieren.

Für die Tomatensauce die Tomaten enthäuten und klein schneiden. Kartoffeln schälen und in Würfel schneiden. Klein geschnittene Zwiebel in einem Kochtopf mit Margarine anschwitzen. Kartoffeln, Tomaten und Tomatenmark zugeben, mit Wasser auffüllen, mit Salz und Pfeffer würzen und weich kochen. Im Mixglas (oder mit dem Pürierstab) mit Basilikum, Schafsmilch und zerdrücktem Knoblauch pürieren und gut abschmecken.
Sollte die Sauce zu dick sein, gibt man etwas Gemüsebrühe dazu, ist sie zu dünn, mixt man eine gekochte Kartoffel und dickt damit die Sauce ein.

> **Tipp:**
> Statt Hirse können Sie auch eine Füllung aus Quinoa, Amaranth oder Couscous – vermischt mit Schafskäse – in die Paprikaschoten füllen.

## Buchweizenfrikadellen gratiniert, mit Paprikagemüse und Champignons
2 Portionen

### Zubereitung:
Schalotten klein schneiden und in einer Kasserolle in Öl anschwitzen. Buchweizen zugeben, kurz mitrösten und mit Wasser auffüllen. Zugedeckt bei schwacher Hitze ausdünsten lassen, bis der Buchweizen schön aufgebrochen und weich ist. Abkühlen lassen. Dann mit Quark, Joghurt und klein geschnittenen Majoranblättern vermischen und gut abschmecken. Frikadellen formen, auf ein gefettetes Backblech legen und im Ofen heiß machen oder in einer beschichteten Pfanne kurz braten. Mit je einer Tomatenscheibe und Schafskäse belegen und kurz gratinieren.

Für das Paprikagemüse die Paprikaschoten in das heiße Backrohr schieben, bis sich die Haut gut abziehen läßt. Die Zwiebel oder den Lauch in Ringe schneiden, Paprikaschoten in Streifen schneiden und Champignons vierteln.
Öl in eine Pfanne geben und zuerst die Zwiebel und die Champignons darin anbraten. Paprikastreifen zugeben, wieder kurz anbraten, Hitze reduzieren und weich dünsten. Zuletzt mit Salz und Pfeffer würzen und mit der Basensauce vermischen. Eventuell mit etwas Joghurt und frischen Gartenkräutern garnieren. Zu den Frikadellen anrichten.

### Zutaten:
150 g Buchweizen
300 g Wasser mit Streuwürze
10 g Alsan-S-Margarine oder Olivenöl
50 g Schalotten
Vollsalz
1 Bund Majoranblätter
30 g Schafskäse
30 g Schafsjoghurt
2 Scheiben Schafskäse zum Gratinieren

### Paprikagemüse:
1 EL Olivenöl
150 g Paprikaschoten (grün, rot, gelb)
30 g Zwiebel oder Lauch
100 g Champignons
$1/8$ l Basensauce (Rezept s. S. 79)
Steinsalz
Pfeffer aus der Mühle

> **Tipp:**
> Sie können jede Form von gekochtem Getreide für Frikadellen verwenden. Sollte einmal etwas Hirse, Reis oder Buchweizen übrig bleiben, dann sind daraus schnell Frikadellen gemacht, die auch kalt gegessen werden können.

Rezepte für die Anti-Pilz-Diät Stufe 3

## Buchweizenpfannkuchen gefüllt mit Wurzelgemüse, Frischkräutern und Pilzen

2 Portionen

**Zutaten:**
für den Teig:
50 g Buchweizenmehl, frisch gemahlen
1/8 l Soja- oder Schafsmilch
1 ganzes Ei und
1 Eigelb
(oder 1 EL Sojamehl)
Steinsalz
1 EL Öl

Füllung:
100 g Steinpilze oder Pfifferlinge
50 g Karotten
50 g Zucchini
50 g Zwiebel
2 Knoblauchzehen
Steinsalz
Muskatnuss
10 g Alsan-S-Margarine
3 EL Gemüsebrühe
Pfeffer
2 EL Oreganoblätter
30 g frisch zerkleinerter Schafskäse

**Zubereitung:**
Alle Zutaten zu einem glatten Teig verrühren und im Kühlschrank eine Stunde quellen lassen. In einer beschichteten Pfanne mit wenig Öl goldgelbe Pfannkuchen backen. Für die Füllung Karotten kleinschneiden und weich dämpfen. Fein geschnittene Zwiebel und Pilze in Margarine anschwitzen. Zucchinistreifen, Karotten und Gemüsebrühe zugeben, kurz mitdünsten und mit zerdrücktem Knoblauch, Salz, Oregano und Pfeffer abschmecken. In die Buchweizenpfannkuchen füllen und mit Schafskäse bestreuen.

> **Tipp:**
> Diese Pfannkuchen können Sie auch mit Hirsemehl, Buchweizen- oder Dinkelmehl machen.

## Buchweizenpfanne mit Brokkoli, Ei und Ziegenkäse

2 Portionen

**Zutaten:**
50 g Buchweizen
2 Eier (8 Wachteleier)
100 g Brokkoliröschen, gedämpft
50 g Tomatenwürfel
50 g Ziegenkäse
Steinsalz
Pfeffer aus der Mühle
10 g Alsan-S-Margarine
4 EL Schafsmilch
1/2 TL frische Thymianblätter

**Zubereitung:**
Eier aufschlagen und mit Salz, Pfeffer und Schafsmilch verrühren. Margarine in eine mittlere Pfanne geben, Buchweizen, Tomaten und Brokkoli kurz anschwitzen, gut abschmecken, dann mit Eiermilch übergießen. Bei wenig Hitze zugedeckt stocken lassen. Zuletzt den zerkleinerten Käse und frischen Thymian drüberstreuen.
Eventuell gedämpftes Karottengemüse, Petersilienwurzeln oder gelbe Rüben dazu servieren oder auch daruntermischen.

## Gefüllte Kohlblätter mit Buchweizen, Auberginenragout und Basilikum
2 Portionen

### Zubereitung:
Fein geschnittene Zwiebel in Margarine anschwitzen, Buchweizen zugeben, kurz rösten, mit Gemüsebrühe aufgießen und ca. 20 Minuten zugedeckt ausdünsten und abkühlen lassen. Den zerkleinerten Schafskäse unterheben und mit Salz und Oregano abschmecken. Falls nötig die Masse mit 1 EL Schafsjoghurt oder Basensauce cremig rühren.
Die Kohlblätter kurz überbrühen und evtl. leicht klopfen. Die Fülle hineingeben und 4 Rouladen formen. Im Kocheinsatz über Dampf warm halten.

Für das Auberginenragout die Aubergine schälen und in kleine Würfel schneiden. Tomaten enthäuten und in Würfel schneiden. Fein geschnittene Zwiebel in Olivenöl anbräunen, Aubergine kurz mitbraten, Tomatenmark dazugeben, mit $1/8$ l Gemüsebrühe auffüllen und einkochen lassen. Dann die Tomatenwürfel, Knoblauch und geschnittenes Basilikum zugeben, mit der Basensauce auffüllen und kurz reduzieren lassen, bis das Ragout dicklich ist. Mit Salz und Pfeffer abschmecken.
Rouladen anrichten, evtl. mit etwas Schafskäse oder Joghurt garnieren und das Auberginenragout dazureichen.

> **Tipp:**
> Sie können ebenso gut gekochtes Getreide in Tomaten oder Paprikaschoten füllen. Auch gefüllte Zucchini oder Gurken lassen sich damit machen.

### Zutaten:
1 Tasse Buchweizen (150 g)
50 g Jungzwiebel
2–3 Tassen Gemüsebrühe (s. S. 76)
50 g zerkleinerten Schafskäse
10 g Alsan-S-Margarine
1 EL frisches Oregano, klein geschnitten
4 Kohlblätter oder Mangold-Spinatblätter

### Auberginenragout:
1 mittelgroße Aubergine
50 g Jungzwiebel
100 g Tomaten
1 EL Tomatenmark
2 Zehen Knoblauch
1 EL Olivenöl
1 Bund frisches Basilikum
Steinsalz
Pfeffer aus der Mühle
je $1/8$ l Gemüsebrühe und Basilikum-Basensauce (s. S. 76 u. 79)

Rezepte für die Anti-Pilz-Diät Stufe 3

## Kartoffelbrei mit Gemüse, Kraut und Putenwürstchen

**Zutaten:**
2–3 mehlige Kartoffeln
1/4 l Schafs- (oder Sojamilch)
Steinsalz
Muskat
100 g Kraut oder Kohl
1 kleine Karotte und Zucchini
10 g Alsan-S-Margarine
50 g Putenwürstchen
etwas Gemüsebrühe
1 TL Schnittlauch

2 Portionen

**Zubereitung:**
Kartoffeln mit der Schale im Kocheinsatz weich dämpfen, pellen und durchdrücken. Mit so viel Milch vermischen, dass ein nicht zu dicker Kartoffelbrei entsteht. Mit Salz und Muskat abschmecken.
Das fein geschnittene Kraut und das dünnblättrig geschnittene Gemüse mit Gemüsebrühe weich dünsten. Zuletzt die Zucchinischeiben in einer Extrapfanne anbraten, mit in Scheiben geschnittener Putenwurst mischen und dazugeben. Mit Schnittlauch garnieren.

## Gefüllte Ofenkartoffeln mit Paprikagjuwetsch

**Zutaten:**
4 mittelgroße mehlige Kartoffeln mit Schale
2 EL Schafsjoghurt
Alu-Folie

**Paprikagjuwetsch:**
je 1 grüne und rote Paprikaschote
1/2 Zwiebel
2 Knoblauchzehen
10 g Alsan-S-Margarine
1 EL Tomatenmark
Steinsalz
Pfeffer aus der Mühle
1 Bund feingeschnittenes Basilikum
4 EL Sojasprossen
1/8 l Basensauce
(s. S. 87)

2 Portionen

**Zubereitung:**
Die gut gewaschenen Kartoffeln in Folie wickeln und auf einem Gitter oder Salzunterlage im heißen Backofen bei 300° C eine Stunde garen.
In Streifen geschnittene Zwiebel und Paprika in einer großen Pfanne mit Margarine anbraten, Tomatenmark und zerdrückten Knoblauch dazugeben und mit Salz und Pfeffer abschmecken. Mit 1/8 l Gemüsebrühe aufgießen und mit Basensauce einkochen lassen.
Die Kartoffeln einschneiden, aufbrechen (evtl. Folie entfernen) und mit dem Gjuwetsch füllen. Schafsjoghurt und Sojasprossen darübergeben. Mit Basilikumstreifen garnieren.

## Kartoffelrösti mit Brokkoligemüse und Knoblauchdip
2 Portionen

**Zubereitung:**
Die Kartoffeln schälen und mittelfein in eine Schüssel reiben. Die Masse leicht ausdrücken und mit Salz, Muskat, Eigelb und Majoran abschmecken. In einer beschichteten Pfanne mit Olivenöl kleine, dünne Rösti braten (beidseitig). Brokkoli im Salzwasser kochen und mit der Basensauce anrichten.
Schafsjoghurt mit gepresstem Knoblauch, Salz, Zitrone und Majoran verrühren und zu den Kartoffelrösti mit Gemüse servieren.

> **Tipp:**
> Ebenso können Sie zu den Rösti ein Gemüseragout geben oder, mit Käse überbacken, eine Pizza machen.

**Zutaten:**
500 g mehlige Kartoffeln, geschält
1 Eigelb
Muskatnuss
1 EL feingeschnittene Majoranblätter
1 EL Olivenöl
2 kleinere Rosen Brokkoli
ca. 1/8 l Majoran-Basensauce (siehe Rezept Seite 87)
1 Schafsjoghurt
2 Zehen Knoblauch
Steinsalz
Zitronensaft
1 TL frische Majoranblätter

## Vollwertreis-Nockerln mit Gemüse-Ratatouille und Knoblauchsauce
2 Portionen

**Zubereitung:**
Den fein geschnittenen Lauch in einer Kasserolle mit Margarine anschwitzen. Das geht auch gut im Wok.
Reis zugeben und mit Gemüsebrühe auffüllen. Einmal aufkochen lassen, Kochplatte zurückschalten. Den Reis zugedeckt etwa 45 Minuten ausdünsten lassen.
Mit einer Gabel auflockern, mit Basensauce, Oregano, Salz, Käse und Pfeffer würzen. Mit einem ovalen Eisportionierer Nockerln formen und anrichten.
Das Gemüse rautenförmig schneiden, der Reihe nach mit wenig Mineralwasser dünsten oder im Kocheinsatz dämpfen und mit etwas Basensauce vermischen. Zu den Reisnockerln servieren. Würzen mit Salz und Pfeffer.
Für die Knoblauchsauce siehe Grundrezept Basensauce Seite 87. Dazu gibt man 2 gepresste Knoblauchzehen.

**Zutaten:**
1 Tasse Vollwertreis
10 g Alsan-S-Margarine
50 g Lauch
2–3 Tassen Wasser
1/8 l Basensauce (s. S. 87)
1 TL frische Oreganoblätter
Steinsalz
Pfeffer aus der Mühle
50 g zerkleinerter Schafskäse

**Gemüse-Ratatouille:**
300 g gemischtes Gemüse wie Karotten, gelbe Rüben, Zucchini, Auberginen, Mangold-Spinat
Salz, Pfeffer

## Vollwertreis mit Champignon-Gemüseragout

2 Portionen

**Zutaten:**
1 Tasse (150 g) Vollwertreis
2 Tassen Gemüsebrühe (s. S. 76) oder Wasser
30 g feingehackte Zwiebel oder Lauch
Steinsalz
10 g Alsan-S-Margarine
1 TL frisch gehackter Salbei

**Champignon-Gemüseragout:**
10 g Alsan-S-Margarine
2 Knoblauchzehen
100 g Champignons
150 g Gemüse wie gelbe Rüben oder Karotten, Mangold-Spinat, Zucchini oder Auberginen, geputzt und gefällig geschnitten
1/8 l Kräuter-Basensauce (Rezept s Seite 79).
Steinsalz
Pfeffer aus der Mühle

### Zubereitung:
Zwiebel in einer Kasserolle mit Alsan und Salbei anschwitzen, Reis dazugeben, kurz anschwitzen und mit Gemüsebrühe aufgießen. Einmal aufkochen und bei Stufe 1 zugedeckt (etwa 30 Minuten) ausdünsten lassen. Zuletzt salzen und mit einer Fleischgabel auflockern. Evtl. mit 4 EL Basensauce vermischen.

### Für das Gemüseragout:
Das Gemüse der Reihe nach im Dampf nicht zu weich garen. Die Champignons vierteln und in einer Pfanne mit Alsan anbraten. Das Gemüse mit den Champignons vermischen, Knoblauch pressen und dazugeben, salzen, pfeffern und mit Basensauce binden. Den Reis mit einem Eisportionierer nett anrichten und mit dem Gemüseragout zu Tisch bringen.

> **Tipp:**
> Dieses Gericht können Sie auch im Wok zubereiten.
> Sie finden im Rezeptteil zahlreiche Rezepte, die sich ebenfalls im Wok zubereiten lassen.

Rezepte für die Anti-Pilz-Diät Stufe 3

## Mildes Sauerkraut mit Sojasprossen und Bratkartoffeln
2 Portionen

**Zutaten:**
250 g mildes Sauerkraut
Kümmel
Steinsalz
Lorbeerblatt
Pfefferkörner
10 g Alsan-S-Margarine
½ l Gemüsebrühe (s. S. 76)
300 g geschälte Kartoffeln
1 EL Olivenöl
1 EL Sojasprossen, gekeimt
Petersilie

**Zubereitung:**
Das Sauerkraut mit der Gemüsebrühe aufsetzen, Gewürze dazugeben und weich kochen lassen. Zuletzt eine rohe Kartoffel hineinreiben, abschmecken und mit Margarine, evtl. mit 20 g klein geschnittener, geräucherter Putenbrust verfeinern.
Die Kartoffeln der Länge nach halbieren und in einer großen Pfanne mit Olivenöl rundum langsam anbräunen und im Ofen backen. Die Sojasprossen in der gleichen Pfanne kurz heiß machen und dazu servieren. Mit Petersilie garnieren.

## Geschnetzeltes Rind- oder Lammfleisch mit Gemüsepüree
2 Portionen

**Zutaten:**
150 g zartes Rind- oder Lammfleisch (Rücken)
1 EL Olivenöl
Steinsalz
Pfeffer aus der Mühle
je 80 g Zwiebel, Paprikaschoten und Champignons
⅛ l Basensauce (s. S. 79)
1 kleiner Bund Thymian

**Gemüsepüree:**
je 100 g Sellerieknolle, Fenchel und Karotten und 50 g Kartoffeln
10 g Alsan-S-Margarine
Vollsalz
Muskatnuss
ca. ⅛ l Schafs- oder Sojamilch

**Zubereitung:**
Fleisch in feine Scheibchen schneiden und in einer großen beschichteten Pfanne in Olivenöl beidseitig kurz anbraten. Fleisch aus der Pfanne nehmen und warm halten.
Paprika und Zwiebel in Streifen schneiden, Champignons vierteln und in der gleichen Pfanne anbraten. Würzen, mit Basensauce auffüllen und kurz einkochen lassen. Frische Kräuter und das warm gehaltene Fleisch dazumischen und abschmecken.
Für das Gemüsepüree das Gemüse und die Kartoffeln schälen, klein schneiden und im Kocheinsatz dämpfen. Entweder durchdrücken oder pürieren. Eventuell etwas Milch und die zerlassene Margarine dazugeben und das Püree mit Salz, Muskat und Pfeffer gut abschmecken.

> **Tipp:**
> Jedes Kartoffel- oder Gemüsepüree kann mit einem Eisportionierer nett angerichtet werden.

Rezepte für die Anti-Pilz-Diät Stufe 3

## Gemüseeintopf mit Lammfleisch

2 Portionen

**Zutaten:**
150 g Lammschulter oder sonstiges Lammfleisch
je 50 g Zwiebel, Karotten, Sellerie, Petersilienwurzel, gelbe Rüben
100 g Zucchini oder Grünkohl
Steinsalz
Pfeffer aus der Mühle
1 EL Olivenöl
4 EL Basensauce (Rezept Seite 79)
1 kleiner Bund frischer Thymian
(5 Zehen Knoblauch)
½ l Gemüsebrühe (Rezept Seite 79)
300 g geschälte Kartoffeln
1 TL Petersilie gehackt

**Zubereitung:**
Das Lammfleisch in Würfel schneiden. Zwiebel fein schneiden, Thymian hacken, Knoblauch feinst schneiden oder zerdrücken. Das geputzte Gemüse der Länge nach halbieren oder vierteln. Grünkohl in große Würfel schneiden.
Die Zwiebeln in einer großen Stielkasserolle mit Olivenöl anbraten, das Lammfleisch dazugeben, mit Salz, Pfeffer, Knoblauch und Thymian würzen, kurz mitbraten und mit Gemüsebrühe aufgießen. So lange (evtl. unter Zugabe weiterer Flüssigkeit) dünsten lassen, bis das Fleisch nahezu weich ist. Dann den Kohl und das Wurzelgemüse zugeben, den Topf zudecken und warten, bis auch das Gemüse weich ist. Die Flüssigkeit muss nahezu vollständig verdunstet sein. Den Eintopf mit der Basensauce vermischen, abschmecken und im Suppenteller servieren.
Die Kartoffeln in der Zwischenzeit im Dampftopf garen und dazu servieren. Mit Petersilie bestreuen.

> **Tipp:**
> Grundsätzlich können Sie jede Art von Fleisch für dieses Gericht verwenden. Sollten Sie lieber Fisch wollen, dann machen Sie zuerst einen Gemüsetopf mit etwas Safran und geben die Fischstücke zuletzt darauf. Mit geschlossenem Deckel etwa drei bis fünf Minuten ziehen lassen. Hierzu eignet sich ein Wok sehr gut.

# Erweiterungen der Anti-Pilz-Diät

Außer den Anti-Pilz-Gerichten der Stufen 1–3 gibt es weitere Auswahlmöglichkeiten:

**Zum Frühstück:**
Reisbrei mit Apfel und Banane
Buchweizenbrei mit Apfel
Buchweizenbrei mit Zimt
Buchweizenbrei mit Sojamilch
Hirsebrei mit Apfel
Gofio-Maisbrei mit Apfel und Karotte

*Nach ärztlicher Verordnung:*
Müsli mit Apfel und Hirseflocken
Buchweizenmüsli mit Apfel
Frühstücksmüsli
Apfelmüsli mit Hirseflocken

**Als gelegentlicher Nachtisch:**
Apfelcreme mit Schafsjoghurt
Hirsebrei mit Apfel
Hirsecreme mit gedämpftem Apfel
Hirseroulade mit Apfelaufstrich
Quarkauflauf
Apfelcreme mit Zimt

**Mittagessen:**
Anti-Pilz-Gerichte

*Zur gelegentlichen Erweiterung:*
Sauerkraut-Rettichsalat
Salatsauce-Dressing
Zitronen-Zimtmilch
Kalte Gurkensuppe mit Knoblauch
Kalte Lauchsuppe
Kohl- oder Sauerkrautsugo
Kohlsuppe

## Rezepte für die Anti-Pilz-Diät Stufe 4

### Reisbrei mit Apfel und Banane
4 Portionen

**Zutaten:**
Ca. 4 EL Vollwertreis
je ¼ l Wasser und Schafsmilch (oder Sojamilch)
je 1 Apfel und
1 Banane
1 Msp. Salz
1 Msp. Zimt

**Zubereitung:**
Reis in der Flüssigkeit langsam weich kochen. Das dauert je nach Reissorte ca. 20–30 Minuten. Man kann den Reis auch in der Getreidemühle schroten.
Den Brei kurz abkühlen lassen, dann mit geriebenem Apfel und zerdrückter Banane abschmecken und mit Zimt garnieren.

### Buchweizenbrei mit Apfel
4 Portionen

**Zutaten:**
3 EL Buchweizenmehl
¼ l Wasser
¼ l Schafs- oder Sojamilch
etwas Steinsalz
1 Apfel (säuerlich)
Salz

**Zubereitung:**
Das Buchweizenmehl mit kaltem Wasser und Milch verrühren und zum Kochen bringen. Gut 5 Minuten unter mehrmaligem Rühren (mit dem Schneebesen) kochen lassen.
Den fein geraspelten Apfel zum Schluss untermischen und servieren.

### Buchweizenbrei mit Zimt
4 Portionen

**Zutaten:**
3 EL Buchweizenmehl
¼ l Wasser
¼ l Schafs- oder Sojamilch
etwas Steinsalz
1 Apfel (säuerlich)
Salz

**Zubereitung:**
Den Buchweizen in einer großen, trockenen Pfanne unter Rühren anrösten, etwas abkühlen lassen und in der Getreidemühle zu feinem Mehl vermahlen.
Das Buchweizenmehl mit kaltem Wasser verrühren und ca. 3 Minuten kochen lassen, dann die Milch dazugeben und weitere 3 Minuten kochen lassen. Überkühlen und geriebenen Apfel untermischen. Wer den Brei etwas dicker will, kann etwas mehr Mehl nehmen. Anrichten und mit Zimt würzen.

## Buchweizenbrei mit Sojamilch
4 Portionen

**Zubereitung:**
Den Buchweizen waschen und in der Flüssigkeit langsam weich kochen (ca. 20 Minuten). Eventuell etwas Flüssigkeit nachgießen.

**Zutaten:**
3 EL Buchweizen (70 g)
ca. ½ l Schafs- oder Sojamilch (evtl. ½ Milch, ½ Wasser)
evtl. etwas Süßstoff (Canderel)
eine Spur Salz

## Hirsebrei mit Apfel
4 Portionen

**Zubereitung:**
Die Hirse mit Wasser und Milch aufkochen lassen. Kochplatte zurückschalten und langsam weich kochen, bis die Hirse aufbricht. Der Brei sollte dicklich sein. Mit geraspeltem Apfel vermischen, anrichten und den Hirsebrei mit Zimt bestreuen.

**Zutaten:**
4 EL Goldkernhirse
¼ l Wasser
¼ l Schafs- oder Sojamilch
etwas Zimt
1 säuerlicher Apfel
eine Spur Salz

## Gofio-Maisbrei mit Apfel und Karotte
4 Portionen

**Zubereitung:**
Das Gofio-Mehl mit kaltem Wasser und evtl. Milch verrühren und zum Kochen bringen. Gut 5 Minuten unter mehrmaligem Rühren (mit dem Schneebesen) kochen lassen.
Dann ganz fein geraspelte Karotten und Apfel dazumischen und servieren.

**Zutaten:**
3 EL Gofio-Mehl aus geröstetem Mais
ca. ½ l Wasser oder zur Hälfte Schafs- oder Sojamilch
etwas Steinsalz
½ Karotte
½ Apfel
eine Spur Salz

## Müsli mit Apfel und Hirseflocken
4 Portionen

**Zubereitung:**
Die Äpfel fein raspeln und mit Hirseflocken und Milch vermischen. In vier kleine Schälchen anrichten.

**Zutaten:**
4 EL Hirseflocken (50 g)
6 EL Schafs- oder Sojamilch
2 kleinere säuerliche Äpfel

Rezepte für die Anti-Pilz-Diät Stufe 4

## Buchweizenmüsli mit Apfel
2 Portionen

**Zutaten:**
2 mittelgroße
säuerliche Äpfel
1 gehäufter EL geröstetes Buchweizenmehl
1 Glas Schafsjoghurt
(100 g)
etwas Zimt
1 TL Zitronensaft

**Zubereitung:**
Den ganzen Buchweizen erst rösten, dann fein mahlen. Mehl mit Joghurt verrühren und die geraspelten Apfel mit Zimt und Zitronensaft dazumischen. In Glasschalen anrichten und mit Apfelspalten garnieren.

## Frühstücksmüsli mit getrocknetem Getreide

**Für ein Müsli braucht man immer:**
Getreide
Wasser oder Schafsjoghurt
Apfel oder Papaya
Zitronensaft
Sesamkörner

Das Getreide am Vorabend fein schroten und mit dem Wasser zu einem dickflüssigen Brei verrühren. Über Nacht abdecken und kühl stellen. Am Morgen Apfel raspeln, die Papaya in Würfel schneiden und den Zitronensaft darüberträufeln. Die Früchte mit dem Dinkelbrei vermischen und sofort servieren.
Für 2 Personen genügt 1 EL geschrotetes oder fein gemahlenes Getreide und ein mittelgroßer Apfel.

## Apfelmüsli mit Hirseflocken
2 Portionen

**Zutaten:**
2 mittelgroße säuerliche Äpfel
2 EL Hirseflocken
1 Glas Schafsjoghurt
(100 g)
etwas Zimt
1 TL Zitronensaft
Zitronenmelisse

**Zubereitung:**
Die Äpfel in eine Schüssel reiben. Dazu eine Glas- oder Kunststoffreibe und keine Metallreibe verwenden (wegen der Oxidation). Die Äpfel mit Hirseflocken und Joghurt vermischen. Mit Zitronensaft und Zimt abschmecken. In zwei Glasschalen anrichten und mit Zitronenmelisse garnieren.

## Apfelcreme mit Schafsjoghurt
2 Portionen

**Zubereitung:**
Die Äpfel eventuell schälen, klein schneiden und in einer Pfanne mit Margarine weich dünsten. Im Mixer (Cutter) pürieren, erkalten lassen, in eine Schüssel geben und mit Zimt abschmecken. Das Schafsjoghurt vorsichtig unterheben, in Glasschalen anrichten und mit Apfelspalten und Minzeblätter garnieren.

**Zutaten:**
2 säuerliche Äpfel
etwas Zimt (Kardamom, Ingwer)
1 Schafsjoghurt (120 g)
5 g Alsan-S-Margarine

**Als Garnierung:**
2 Apfelspalten
etwas Zimt
Minzeblätter

## Quarkauflauf Nachtisch)
4 Portionen

**Zubereitung:**
Den Backofen auf 200° C vorheizen. Eier in Eigelb und -klar trennen. Quark mit Eigelb, Joghurt, Mehl, Zimt, Zitrone und Süßstoff rasch verrühren. Eiklar steif schlagen und behutsam untermengen. Margarine in einer Pfanne zerlassen, die Quarkmasse einfüllen, ins vorgeheizte Backrohr schieben und ca. 15 Minuten backen.
Dazu passt Apfelmus.

**Zutaten:**
250 g frischer Schafsquark
2 Eier
(oder 4 Wachteleier)
2 EL Schafsjoghurt
3 EL Dinkelvollmehl
10 g Alsan-S-Margarine
etwas Canderel-Süßstoff
1 Msp. Zimt
etwas Zitronenschale

Rezepte für die Anti-Pilz-Diät Stufe 4

## Hirseroulade mit Apfelaufstrich
für eine Roulade (10 Stück)

**Zutaten:**
Ca. 60 g fein gemahlenes Vollwertgetreide (Dinkel, Mais, Hirse, Quinoa)
3 Eier
(oder 6 Wachteleier)
etwas Canderel-Süßstoff
etwas Steinsalz
echtes Vanillepulver

**Apfelaufstrich:**
2 größere säuerliche Äpfel
10 g Alsan-S-Margarine
etwas Canderel-Süßstoff

**Zubereitung:**
Für den Aufstrich die Äpfel schälen (Schalen für Apfelschalen-Tee verwenden), entkernen und klein schneiden. Apfelwürfel in einem Kochtopf mit Margarine anschwitzen und bei mäßiger Hitze (ohne Flüssigkeitszufuhr) zugedeckt weich dünsten lassen. Mit einem Pürierstab mixen und evtl. mit etwas Canderell süßen. Erkalten lassen.
Für die Roulade Eier trennen. Eiweiß mit etwas Salz steif schlagen, Eigelb evtl. mit Canderel-Süßstoff gut verrühren. Eiweiß, Vanille und das feine Hirsemehl mit einem Schneebesen unterheben (die Masse muß dabei kompakt bleiben). Die Masse auf ein gefettetes Backpapier ca. 1 cm dick aufstreichen und bei 180° C ca. 7–8 Minuten backen. Dann auf ein zweites bemehltes Papier stürzen. Das erste Papier abziehen und mit dem zweiten Papier einrollen. Etwas abkühlen lassen, dann mit Apfelaufstrich füllen und wieder einrollen.

> **Tipp:**
> Diese Roulade können Sie auch mit fein gemahlenem Quinoa, Amaranth oder jeder anderen Getreideart machen.

Rezepte für die Anti-Pilz-Diät Stufe 4

# Besondere Anti-Pilz-Gerichte, die hohe Verdauungsleistung erfordern

## Sauerkraut-Rettichsalat
2 Portionen

**Zubereitung:**
Sauerkraut klein schneiden, Rettich fein reiben und mit allen anderen Zutaten vermischen.

**Zutaten:**
100 g Weinsauerkraut
1 kleiner weißer Rettich
1 kleiner Bund Schnittlauch
Meersalz und
2 EL Schafsjoghurt
1 EL Olivenöl

## Salatsauce-Dressing
2 Portionen

**Zubereitung:**
Alle Zutaten miteinander vermischen und das Dressing im Kühlschrank aufbewahren. Kann mit etwas zerdrücktem Schafsquark oder Sauerrahm eingedickt werden. Balsamico-Essig und Olivenöl können zusätzlich untergemischt werden.

**Zutaten:**
1/8 l Schafsjoghurt
2 zerdrückte Knoblauchzehen
1 kleine Jungzwiebel, fein geschnitten
1 TL frischer, fein geriebener Meerrettich
Meersalz
1 TL Zitronensaft

## Zitronen-Zimtmilch
2 Portionen

**Zubereitung:**
Alles miteinander vermischen und kurz stehen lassen, dann mit einem Teelöffel einnehmen.

**Zutaten:**
1 Glas Schafsmilch
Saft von 1/2 gepressten Zitrone
1 Msp. Zimt

## Kalte Gurkensuppe mit Knoblauch
4 Portionen

**Zutaten:**
½ Salatgurke
4 Zehen Knoblauch
⅝ l Schafsjoghurt
1 EL frisch gehacktes Dillkraut
1 Msp. Kümmel, gemahlen
Pfeffer
Meersalz

**Zubereitung:**
Gurke schälen, entkernen, in Stücke schneiden und im Mixer mit allen anderen Zutaten pürieren. Im Kühlschrank durchkühlen, anrichten, mit Dill garnieren und mit Dinkelfladen servieren.

## Kalte Lauchsuppe
4 Portionen

**Zutaten:**
300 g Kartoffeln
100 g Lauch oder Jungzwiebel
⅛ l Schafsmilch
10 g Butter oder Alsan-S-Margarine
¾ l Gemüsebrühe oder Wasser
1 TL Zitronensaft
Meersalz
Pfeffer aus der Mühle
2 EL Schafsjoghurt

**Zubereitung:**
Lauch und Kartoffeln klein schneiden und in einem Topf mit Butter anschwitzen. Mit Gemüsebrühe auffüllen, salzen, pfeffern und weich kochen lassen.
Schafsmilch und Zitronensaft zugeben und mit dem Stabmixer pürieren. Abschmecken, erkalten lassen und mit Joghurt und Lauchringen servieren.

> **Tipp:**
> Diese Suppen werden auch Kaltschalen genannt und sind in der heißen Jahreszeit besonders beliebt. Sie können auf Vorrat hergestellt werden. Mit Basisbrühe verdünnen.

Rezepte für die Anti-Pilz-Diät Stufe 4

## Kohl- oder Sauerkrautsugo
4 Portionen

### Zubereitung:
Klein geschnittene Zwiebel mit zerdrücktem Knoblauch in einer großen Pfanne mit Margarine oder evtl. Butter anschwitzen, mit Schafsmilch auffüllen und so lange einkochen lassen, bis das Kohlgemüse sämig dicklich ist. Mit Salz, Pfeffer und Muskatnuss abschmecken.

> **Tipp:**
> Passt zu Vollwertnudeln oder Kartoffeln. Kann auch mit Tomatenwürfeln gemischt werden.

**Zutaten:**
200 g mildes Sauerkraut oder frischer Kohl, geschnitten
1 kleine Zwiebel
2 Zehen Knoblauch
10 g Alsan-S-Margarine oder evtl. Butter
$1/8$ l Schafsmilch
2 EL Schafsjoghurt
Meersalz
Pfeffer
Muskatnuss

## Kohlsuppe
4 Portionen

### Zubereitung:
Klein geschnittene Zwiebel und zerdrückte Knoblauchzehen in einem Kochtopf mit Margarine oder evtl. Butter anschwitzen. Grob geschnittenen Kohl dazugeben und mit Gemüsebrühe auffüllen. Salzen und so lange kochen lassen, bis der Kohl weich ist. Schafsmilch dazugeben, abschmecken und mit etwas Schafsjoghurt servieren.

> **Tipp:**
> In dieser Suppe kann man zusätzlich noch $1/2$ Tasse Buchweizen oder Hirse mitkochen lassen.

**Zutaten:**
200 g Frischkohl (oder Kraut)
3 Knoblauchzehen
1 kleine Zwiebel
$1/2$ l Schafsmilch
1 l Gemüsebrühe (s. S. 76)
10 g Alsan-S-Margarine oder evtl. Butter
Meersalz
Pfeffer aus der Mühle
3 EL Schafsjoghurt

# Literatur

Abele, J.: Die Eigenharnbehandlung. Karl F. Haug Verlag, Heidelberg 1995.
Burgerstein, L.: Heilwirkung von Nährstoffen. Karl F. Haug Verlag, Heidelberg 1994.
Coca, A.: Der Puls-Test. Hyperion Verlag, 1985.
Gerz, W.: Biologische Präparate und Therapie in der naturheilkundlichen Praxis. AKSE-Verlag 1995.
Gerz, W.: Lehrbuch der Applied Kinesiology. AKSE-Verlag 1996.
Gerz, W.: Das ist Applied Kinesiology. Gesundheits-Dialog.
Hauss, R.: Aktuelle mycologische Diagnostik im Labor. Pathogenitätsmechanismen und Virulenzfaktor von Hefen. Vortrag Lanser Symp. 1995.
Heine, H.: Lehrbuch der biologischen Medizin. Hippokrates Verlag 1991.
Kähler, D.: Phytotherapie bei Mycosen. Vortrag Lanser Symp. 1995.
Markus, H.: Ich fühle mich krank und weiß nicht warum. Ehrenwirth Verlag 1994.
Mayr, P.: Leicht bekömmliche Bio-Küche. Karl F. Haug Verlag, Heidelberg 2000.
Mayr/Stossier: Gesund leben durch die Eiweiß-Abbaudiät. Karl F. Haug Verlag, Heidelberg 2000.
Mayr/Eichhorn: Gesunde Ernährung bei Rheuma. Karl F. Haug Verlag, Heidelberg 2000.
Mayr/Adam: Gesunde Ernährung bei Morbus Bechterew. Karl F. Haug Verlag, Heidelberg 2000.
Nolting, S.: Mycosen des Verdauungstraktes. Hamburg medi 1995.
Pirlet, K.: Was versteht man unter Stoffwechselschlacken? EHK 38 (1989) 223.
    Zur Problematik der Vollwerternährung. EHK 5/92, 345. Karl F. Haug Verlag, Heidelberg 1985.
Rauch, E.: Die Darm-Reinigung nach Dr. med. F.X. MAYR. Karl F. Haug Verlag, Heidelberg 1998.
Rauch, E.: Blut- und Säfte-Reinigung. Karl F. Haug Verlag, Heidelberg 1998.
Rauch, E.: Natur-Heilbehandlung der Erkältungs- u. Infektionskrankheiten. Karl F. Haug Verlag, Heidelberg 1995.
Rauch, E.: Die F.X. MAYR-Kur ... und danach gesünder leben. Karl F. Haug Verlag, Heidelberg 2001.
Rauch/Mayr: Milde Ableitungs-Diät. Karl F. Haug Verlag, Heidelberg 2001.
Rauscher, W.: Tödliche Mycosen. Fidelitas.
Rieth, H.: Mycose, Antipilzdiät. notamed Verlag 1994.
Weiss, H.: Kranker Darm – kranker Körper. Karl F. Haug Verlag, Heidelberg 1994.
Werbach, M.R.: Nutritional Influence of Illness. Keats Publishing Inc. 1987.
Worlitschek, M.: Praxis des Säure-Basen-Haushaltes. Karl F. Haug Verlag, Heidelberg 2000.

# Rezeptregister

## Anti-Pilz-Diät-Rezepte Stufe 1

Auberginenscheiben, gebraten  83
Avocadoaufstrich  84
Basengetränk-Gemüsebrühe  76
Eieromelett  85
Fenchel mit Kartoffeln  81
Fenchel-Basenbrühe  76
Fenchel-Basensauce  79
Fenchel-Basensuppe  79
Forellenaufstrich  73
Frühstücksrührei  75
Gemüsetortilla mit Champignons und
    Frischkräutern  86
Kalbs- oder Putenschnitzel  95
Karotten- oder Gelbe-Rüben-Suppe  78
Kartoffelbrei mit Schafs- oder Sojamilch
    und Zimt  82
Kartoffelstock mit Vichy-Karotten  82
Kartoffelsuppe  77
Kräuter-Basensauce Stufe 1  79
Kürbissuppe  78
Lachsforellenfilet, gegrillt, mit
    Basilikumssauce und Gemüsenudeln  85
Mandelaufstrich  73
Pellkartoffeln  82
Rote-Rüben-Suppe  78
Schafsquarkaufstrich  72
Selleriesuppe  77
Sesamaufstrich  73
Sesam-Leinölaufstrich  74
Tofu-Karottenaufstrich  72
Tofuschnitzel mit Karotten  81
Zanderfilet, gegrillt, mit Basilikum-Pesto
    und Gemüsenudeln  86
Zucchini mit Kartoffeln  81
Zucchinischeiben, gebraten,
    mit Tomaten und Kartoffelpuffer  83

## Anti-Pilz-Diät-Rezepte Stufe 2

Auberginen, gefüllt  116
Auberginen, gefüllt, mit Buchweizen,
    Schafskäse und Tomatenconcassee  117
Baked Potatoes mit Schafsquark und
    Gemüsegulasch  101
Basensuppe mit Gemüse  93
Brotfladen, gebacken ohne Hefe  91
Buchweizenfladen  109
Buchweizennockerln mit Fenchelgemüse  110
Buchweizenrisotto mit Gemüse und Pilzen  111
Fenchelgemüse, geschmort  118
Fischrisotto  120
Gemüseauflauf  118
Gemüseblech  98
Gemüselasagne  113
Gemüseschnitzel mit
    Buchweizenfrikadellen  113
Gemüseschnitzel, frisch gerieben  98
Gemüsesuppe mit Buchweizen  92
Hirseauflauf  103
Hirseeintopf  103
Hirsenockerln mit pikantem
    Gemüse-Ratatouille  105
Hirsenudeln „Carbonara"  108
Hirsenudeln mit Steinpilzragout  107
Hirseplätzchen mit Gemüse-Ratatouille  106
Hirsering mit Gemüseragout und
    Parmesan  102
Hirsotto mit Gemüsegulasch  104
Hühnerbrüstchen, gegrillt  122
Kalbsschnitzel, gegrillt  122
Kartoffelauflauf  97
Kartoffelgulasch  102
Kartoffelomelett  97
Kartoffelpizza  100
Kartoffelroulade  99
Kräuter-Basensauce Stufe 2+3  119
Minestrone-Gemüsesuppe  92
Polenta, gebraten  94
Polentapizza mit Mozzarella  96
Polentasterz mit Frühlingsgemüse  95
Saiblingsfilet mit Lauchsauce,
    Sojasprossen und Kürbisgemüse  121
Schafskäseomelett  94
Steinpilz-Kartoffel-Gulasch  114
Zucchini, gefüllt  109
Zucchini-Kartoffel-Gratin  115

## Anti-Pilz-Diät-Rezepte Stufe 3

Blattsalat  136
Blumenkohlsuppe  138
Brotfladen, gebacken, ohne Hefe  136
Buchweizen-Krautfladen  129
Buchweizenfladen mit Bärlauch  130
Buchweizenfladen mit Blattspinat
    und Schafsquark  131
Buchweizenfrikadellen gratiniert,
    mit Paprikagemüse und Champignons  141

Buchweizenpfanne   142
Buchweizenpfannkuchen, gefüllt   142
Candida-Buchweizen-Hirsebrot   133
Candida-Quinoabrot   133
Candida-Sauerteigbrot   132
Dinkelfladen mit Knoblauch und Oregano   130
Gemüseeintopf   148
Grünkohlsuppe mit Buchweizen   138
Gurkensuppe   138
Hirsefladen mit Schafsmilch   131
Hirseschnitzel mit Bohnengulasch   139
Kartoffelbrei mit Gemüse,
   Kraut und Putenwürstchen   144
Kartoffelrösti   145
Käseaufstrich   134
Knoblauch-Kartoffelaufstrich   134
Kohlblätter, gefüllt, mit Buchweizen,
   Auberginenragout und Basilikum   143
Lammfleisch, geschnetzelt,
   mit Gemüsepüree   147
Leinöl-Salatdressing   136
Ofenkartoffeln, gefüllt,
   mit Paprikajuwetsch   144
Paprika, gefüllt, mit Hirse und
   Tomaten-Basensauce   140
Rindfleisch, geschnetzelt,
   mit Gemüsepüree   147
Salatvorschläge   137
Sauerkraut, mild   147
Sauerkrautfladen   129
Schafskäseaufstrich   135
Soja-Aufstrich   134

Vollwertreis mit
   Champignon-Gemüseragout   146
Vollwertreis-Nockerln mit
   Gemüse-Ratatouille   145

### Anti-Pilz-Diät-Rezepte Stufe 4

Apfelcreme mit Schafsjoghurt   153
Apfelmüsli mit Hirseflocken   152
Buchweizenbrei mit Apfel   150
Buchweizenbrei mit Sojamilch   151
Buchweizenbrei mit Zimt   150
Buchweizenmüsli mit Apfel   152
Frühstücksmüsli   152
Gofio-Maisbrei mit Apfel und Karotte   151
Hirsebrei mit Apfel   151
Hirseroulade mit Apfelaufstrich   154
Müsli mit Apfel und Hirseflocken   151
Quarkauflauf   153
Reisbrei mit Apfel und Banane   150

### Besondere Anti-Pilz-Gerichte, die hohe Verdauungsleistung erfordern

Gurkensuppe, kalt, mit Knoblauch   156
Kohl- und Sauerkrautsugo   157
Kohlsuppe   157
Lauchsuppe, kalt   156
Salatsauce-Dressing   155
Sauerkraut-Rettichsalat   155
Zitronen-Zimtmilch   155

# Info

### Für weitere Informationen wenden Sie sich an:

Gesellschaft der MAYR-Ärzte, Gesundheitszentrum Golfhotel, A-9082 Maria Wörth-Dellach
IÄAK – Internationale Ärztegesellschaft für Applied Kinesiology, Ärztekammer für Kärnten, A-9020 Klagenfurt, St. Veiterstraße 34

### Spezielle Arzneimittel:

Apotheke Maria Hilf, Mag. Piskernig, A-9100 Völkermerkt, Münzgasse 1
Centropa Pharma, Dr. Schlett oHG, D-80337 München, Waltherstraße 27
Vitamineral, D-58097 Hagen, Altenhagener Straße 60